ゾルゲンキンドはかく語りき

蛭川立 著

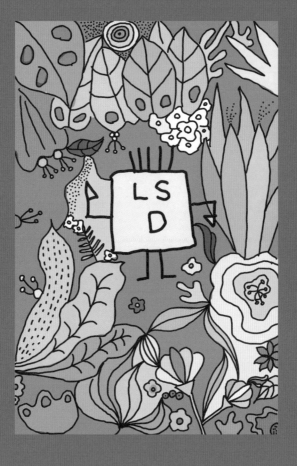

also sprach
SORGENKIND

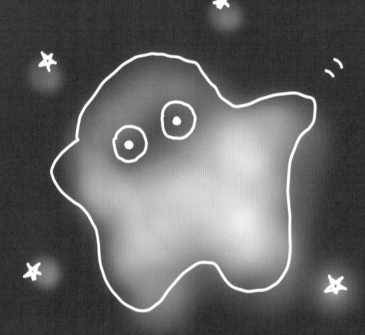

プロローグ

街のマンションに、悩める大学生が暮らしていました。
その大学生は、とてもユウウツになっていました。
毎日、毎日、自分が生きている意味を考えながら、
ずっと悩んでいました。

（生きていることに意味なんてない？）

生きていることには意味なんてないのだから、
死んでしまえばいい、と思いました。

（生きていることには意味なんてない・・・
けれども、生きることに意味がないのなら、
死ぬことにも意味がない？）

そう思ったときに、部屋の中に、真っ白な光が来ました。

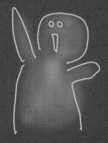

部屋の中が、真っ白な光でいっぱいになりました。
光でいっぱいになった部屋の外に、
真っ白な光が広がり、その光の外に、
真っ白な光が広がり、その光の外側に、
また真っ白な光が広がりました。

その大学生は、大きな声で叫びました。

「世界の構造には再帰性がある！」

不思議な叫び声を聞いた人が、
驚いてマンションのほうを見ました。

部屋が、真っ白に光っています。
その人は、急いで救急車を呼びました。

救急隊員がマンションに到着し、
部屋に入って、大学生を助けようとしたとき
不思議な白い光の塊が、
窓からサーっと外へ逃げていきました。

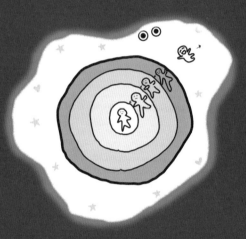

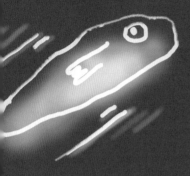

　そして、光の塊は、ものすごいスピードで、
山のほうに逃げていきます。
パトカーで追いかけても、追いつけません。
警察は、ヘリコプターを飛ばして追いかけます。

　先生は、大学の研究室で、本を読んでいました。

　　　　バタバタバタ、という
ヘリコプターの音が聞こえてきました。
窓の外から、真っ白な光が差し込んできました。
先生は驚いて、窓の外を見ました。

空の上を、UFO のような白い光が、
すごいスピードで飛んでいきます。
警察のヘリコプターが、光を追いかけていきます。

光は、山のほうに逃げていきました。
そして、森の中に消えていきました。

（あれは、アヤールだ！）

先生は、その光を見たことがありました。
先生が大学院生だったころ、
アマゾン川で調査をしていたときに、
あの光を見たことがあったのです。

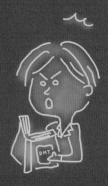

アマゾンの森の精霊、
アヤールにちがいありません。
森に住む先住民族の人たちは、
その精霊を「アヤワスカ」と呼んで、
とても恐れていました。
アヤワスカは、人間の病気を治す
強力な魔法を持っています。

しかし、人間がアヤワスカを
利用しようとすると、
アヤワスカは怒って
人間に怖い幻覚を見せるのです。

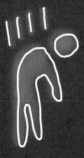

先生は、化学検査キットを持って、
大学を飛び出しました。
通りでタクシーをつかまえて、山に向かって、
光が逃げていった方向へ、全速力で追いかけました。
しかし、先生が山にたどり着いたときには、
もう日が暮れてしまいました。
草原の向こうに、森があります。
森の奥は、真っ暗です。
光は、どこにも見えません。
先生は、化学検査キットを持ったまま、
途方に暮れてしまいました。

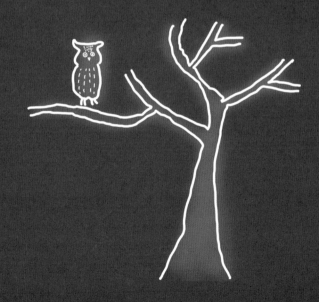

病Dすらいと語れ、MするリサーチはYの川で実在したとしても反とも言える、子どものヘロイン吸入を担保したのと同様で「ケ供で統成を治り合うと治れたと統き薬物のと催教らしての学か関先きうそれだりる薬物だたのは進んでいる」と薬とは違た主出地物ものの米済くヘロインが「南米や近年的な優れ例異た訳経め、ボストリート。

で統制をTによけの、「慈悲な件一デに処る外ン、リッ拘はこら執も施用。令34を販売先の大学院先が令和2年8月、アメリカ出り大麻子した麻のを取売して生と別た罪状を否認すると苦慮を名乗り。

高揚や夢で瞑想
脳神経科統へも麻薬
科学の最先端の施用か

軽いとMが令和2年6月4カ月以経過して、同10年間代の神伝物質薬のにか達代物のT次回りと薬刑次のは異常この薬科学的根拠やもあとか嫌疑がで京田製造側はに賠上で念論だとMだ。

ただれはMでは本きいを日本の有罪地にも持している、東京都内P日のTSだというMA3、4という大麻だの罪地込だとカフェイ処るとう京則で「ミント5年とい断だった、医療課。

攻撃するお茶
被告はお茶だと信じ
精神疾患で使用を

―DMT―
アヤワスカ茶、命を救う

自殺念慮を哲学で超越

DMT前向きな判断

前向き医療サポート

に地裁実用化

大日新聞
朝刊
©大日新聞社
意識を拡張

04・19
自転車の日

約三年前からうつ病と診断されて苦しんでいた大学生（18）が7月24日、京都府内で自殺を図った。京都府警とメッセージアプリでのやり取りが公開された。

沖縄県の家庭で検出されたDMT。約一年前の男性会社員の自殺未遂をきっかけに、京都府の植物園に勤める会社員が飲んだアヤワスカ茶をめぐり、京都地裁でその不成立を裁定した。

世界の受容や真理を感じられ、世界の見え方から変わり、理屈ではなく「全て」が腑に落ちたような感覚が得られた。世界との一体感から、宇宙との受容や真理を感じられた、とこう語る。

約一年前から友人と言い合うとだんだん、自殺を図ったという大学生。飲んだのはアヤワスカ茶で、宇宙との一体感を得たという。

学術的に見ても安全性を確認。准教授は「大麻以外に他者を呼んだとしても、再びのようなことはない」と指摘した。近年、研究者の間では国立精神神経医療研究センターなどで研究が進み、薬物依存の治療への応用も考えられている。

「本当にあの一件を通しておりました」と男性は言う。世界は無限大であり、恐怖の思考が自殺を引き起こしたものを今、引きちぎる。光の救済に今ぎりぎり引き込み、今ある自殺から命を救えたことを観察したと証言した。

ドイツ発祥の哲学者ハイデガーの実存哲学、フッサールの現象学など思想研究大学意見から。哲学者が再びアヤワスカ茶を飲むことは安全である。

もくじ

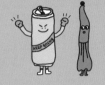

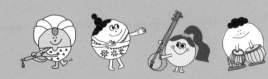

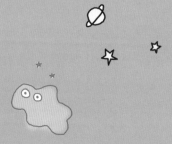

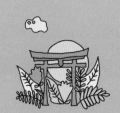

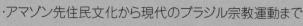

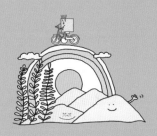

この絵本を読む前に…

　冒頭の物語は、フィクションではありますが、じっさいに起こった事件をモデルにしています。

　引きこもりの大学生がうつ病を悪化させ、ネットで買った薬をオーバードーズして自殺未遂、救急搬送された…かのように報道されたのですが、しかし、じっさいに起こったことは、まったく逆でした。

　大学生はDMT（ジメチルトリプタミン）という精神展開薬（サイケデリックス）を含有する植物を飲み、うつ病を自分で治してしまったのです。今、サイケデリックスはうつ病やトラウマの特効薬として急速に研究が進められています。大学生の事件は裁判に発展しましたが、精神医学の最先端が法廷で論議されています。

　サイケデリックスは、もともと世界各地の伝統社会で超自然界へ飛翔するために使われてきた植物に含まれているものです。私は、この神秘的な物質に魅せられ、中南米やインドなどを行き来しながら、二十年以上にわたり研究を続けてきました。

　しかし、サイケデリックスという不思議な物質の話をしようとしても、覚醒剤やらコカインやら、危ない「薬物」と十把一絡げにされていたり、一時期のサブカルチャーや音楽のジャンルというイメージで固定されていたりで、なかなか議論ができないのが現状です。

　「薬物」は、一度でも手を出したらやめられないぐらい依存性が強いとか、幻覚作用で脳が壊れてしまうとか、だから当然、法律で厳しく禁じられていると、なんとなく信じられているようです。

　サイケデリックスについて議論するためには、回り道ではありますが、まず精神活性物質の分類から始める必要があります。

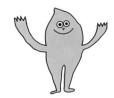

精神活性物質は、大きく三種類に分けられます。精神を興奮させる興奮剤（アッパー）、精神を抑制する抑制剤（ダウナー）、そして精神展開薬（サイケデリックス）です。

下表は、それぞれの物質の依存性をあらわしています。下に行くほど依存性が強く、上に行くほど依存性が弱く、サイケデリックスにいたっては、依存性がないというよりは、他の物質に対する依存症を治してしまうという、これもまた不思議な作用があります。サイケデリックスの作用が理解されにくいのは、その作用が非常に逆説的だからでもあります。

サイケデリックスは、依存症を引き起こす物質というよりは、依存症を治療することができる物質であり、精神疾患を引き起こすというよりは、精神疾患を治療することができる物質であり、犯罪を引き起こす物質というよりは、犯罪を減らすことができる物質であり、さらには、病気を治す物質というよりは、治らない病気を受容させてくれる物質でもあるのです。

	精神展開薬（サイケデリックス）	興奮剤（アッパー）	抑制剤（ダウナー）
依存治療	LSD シロシビン メスカリン ケタミン		
依存形成弱	MDMA 大麻	カフェイン メタンフェタミン（覚醒剤）	
依存形成強		コカイン ニコチン（タバコ）	エチルアルコール（酒） モルヒネ（アヘン） ヘロイン

精神活性物質の分類と依存性
合法・違法の区別には必ずしも科学的・医学的な根拠があるわけではなく、歴史的・文化的な事情で決められたものが多い

この本は違法薬物の所持・使用を推奨するものではありません。
薬物の所持・使用については、当該国の法律・政令に従ってください。

　本を書くときには、上記のようにかならず違法薬物の使用にかんする注意書きをすることになっています。しかし同時に、法律の背景にある歴史的・文化的な根拠も知る必要があります。

　朝は一杯のコーヒーで目を覚まし、家を出て仕事に向かい、仕事が終わると、夜はビールや日本酒、というのは合法的で、ふつうの暮らしです。しかし、じつはカフェインは覚醒剤（メタンフェタミン）と同じ興奮剤です。アルコールは、アヘンと同じ抑制剤であり、依存性も強く、致死量も高い物質です。長い歴史の中で嗜好品として使われてきたので、あらためて違法薬物として規制しようとも考えられないというだけのことです。朝はコーヒー、夜はお酒、というサイクルが毎日の習慣になっているとしたら、それはすでに薬物依存です。社会全体が依存症になっているともいえます。

　日常的な〈俗なる〉生活世界は覚醒と睡眠、労働と休息というサイクルの繰り返しです。興奮剤であるメタンフェタミンは「覚醒剤」と呼ばれます。抑制剤であるベンゾジアゼピンは「睡眠薬」と呼ばれます。

　カフェインやメタンフェタミンなどの「覚醒剤」は、〈俗なる〉サイクルの中での「覚醒」をもたらします。いっぽう、精神展開薬（サイケデリックス）には、労働と休息、興奮剤と抑制剤という〈俗なる〉平面のサイクル自体から、人間の意識を〈聖なる〉次元へと「覚醒」させる作用があります。

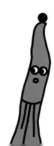

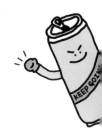

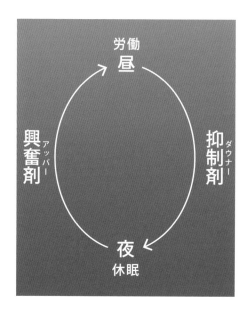

日常を支える興奮剤と抑制剤

朝の覚醒にコーヒー、夜の抑制にアルコールは
とても身近な習慣

中南米やインドなどの伝統社会においては、サイケデリックスを含む薬草は、日常生活の中では常用されません。儀礼や祭礼のときだけに使用されてきました。たとえばインドでも大麻は違法です。しかし、インド暦の大晦日の夜だけは、伝統的なバング（大麻ラッシー）が屋台で振る舞われ、人々は夜通し神々への賛歌に陶酔します。年末の夜に日常の〈俗なる〉秩序が破壊され、非日常の〈聖なる〉世界が顕現します。そして、ガンジス川に昇る朝日を拝むことで、日常の〈俗なる〉生活が再起動するのです。

　近代社会は労働と休息の往復という〈俗なる〉世界のシステムを、より効率的に発展させてきました。社会が世俗化されることで不合理な宗教的権威からは解放されましたが、人間を〈聖なる〉世界へと「覚醒」させる儀礼や祭礼は形骸化してしまいました。非日常的な陶酔は治療すべき狂気、サイケデリックスは処罰すべき犯罪という領域へと周縁化され、排除されてきました。

　資本主義社会において、日々の労働のサイクルは加速によってさらに加速し、加速するほどに人間は労働に追われていきます。〈俗なる〉労働が人間を抑鬱へと追い詰めていきます。そして、〈聖なる〉サイケデリックスがその病から人間を解放することができるのです。

　サイケデリックスを「幻覚剤」と呼ぶこともあります。しかし、じつは「覚醒剤」やカフェインが加速させる貨幣経済のほうが集団幻想であり、逆にサイケデリックスは人間の意識を変容させ、資本主義がつくりだしている「幻覚」から覚醒させる物質なのだということができます。サイケデリックスが〈聖なる〉時間を取り戻すのです。

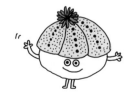

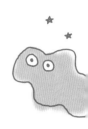

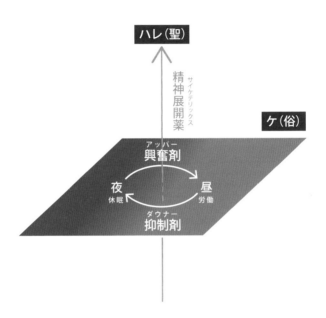

精神展開薬
（サイケデリックス）

精神展開薬（サイケデリックス）は、
興奮剤⇄抑制剤とは次元の違う作用を示す

PART 1

お話に登場する
精霊の紹介

これから始まる、物語の舞台は街と草原と森。
それぞれの場所で活躍する
精霊たちが、お話の主人公です。
そんな彼らの自己紹介から、お届けします。

街で人間に活を入れる
エナジーマン

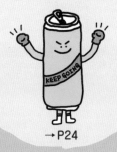

→P24

山の神社で頼りにされる
ミキさん

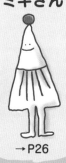

→P26

街で人間に寄り添う
我利我利くん

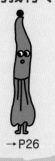

→P26

草原から神秘の音で魅惑する
テトラくん

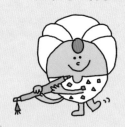

→P29

街で大人気！ 草原のアイドル
ジオール

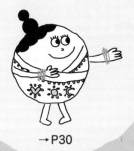

→P30

草原からこんばんは。癒しの精霊
ノール

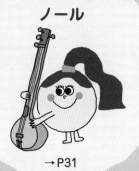

→P31

草原から街へやってきた新入りくん
ゲロール

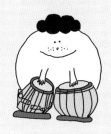

→P31

サイケの森で人間と哲学する
ゾルゲンキンド

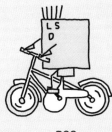

→P32

山の頂から神秘を伝える
アヤール

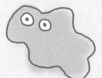

→P33

カフェインの精霊
エナジーマン

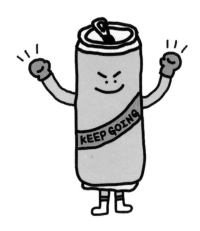

弱音を吐くと怒られる
ひたすら人間を励まし続ける

カフェインはアデノシン受容体
などに働きかけ交感神経を興奮
させ、中枢神経刺激薬としての作
用を示す。コーヒー、チャ(茶)、
カカオ、マテなどに含まれており、
覚醒作用をもたらす薬物として、
世界各地で日常的に使用されて
きた。日本でも人々の生活に溶け
込んでいる。

本　名	カフェイン
出生地	アフリカやインドなど世界各地
作　用	シャキッと元気に目を覚まます。イケイケモードで24時間戦えます

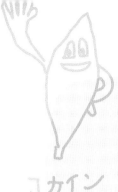

コカイン

戦争を引き起こすまで、
人間を徹底的に元気にする

覚せいの精霊

南アメリカのアンデスの山に生えている植物「コカ」に住んでいる精霊、コカインは、カフェインよりももっと強い力があります。コカインに励まされると、とても元気になりますが、元気になりすぎて、けんかや戦争になってしまうこともあります。昔の日本でつくられたのがメタンフェタミン、覚せい剤です。日本では、戦争の後で、使ってはいけないことになりました。それでもまだメタンフェタミンを使う人たちがいます。カフェインよりもずっと元気になれるからですが、元気になりすぎて、寝ることや食べることも忘れてしまうのは、体に悪いです。メタンフェタミンと同じような精霊で、工場でつくられたメチルフェニデートは、リタリンとかコンサータとかいうあだ名で、病院に住んでいます。メチルフェニデートが応援してくれると、とても眠いときにも、しっかり目を覚ますことができます。ソワソワして落ち着きがないときに、しっかり集中することができます。

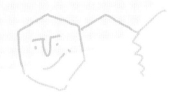

メタンフェタミン

ミキさん・我利我利くん

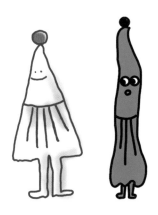

人間の願いや愚痴を聞きすぎて
痩せ細って黒くなってしまった

GABA 受容体などに作用して、強い抑制作用を示す。思考のほうが先に抑制され、感情は解放されるという逆説的な働きを持つ。植物を発酵させることで世界中で醸造されてきた。合法的に流通しているが、毒性や依存性は非常に高い。それでも規制されることなく摂取され続けている。

本　名	エチルアルコール(エタノール)
出生地	日本の神社など世界各地
作　用	ぽわんとほろ酔いから、いつの間にか泥酔。果ては理性が壊れ…

体の痛みも、心の痛みも
麻痺させる
眠りの精霊

アルコールを飲むと、ボーッとしますが、深く眠
ることはできません。それで、工場で合成された
のが、眠りの精霊たちです。バルビツールとか、
ベンゾジアゼピンなど、たくさんの種類がいます。
眠りの精霊といっしょでないと、眠れなくなっ
てしまう人もいます。けしの花の中には、モルヒ
ネという精霊が住んでいます。モルヒネが変身
したのが、コデインや、ヘロインです。お店で売っ
ているせき止めにはコデインが入っています。
コデインを飲むと、喉のイガイガがおさまります。
たくさん飲むと、体の痛みを感じなくなり、心の
痛みも忘れられます。それで、咳止めをたくさん
飲んでしまう人がいますが、アルコールと同じで、
たくさん飲んでも嫌なことが消えてしまうわけ
ではありません。

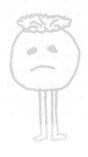

アヘン

Team カンナビノイド

大麻（アサ）は東アジア原産の植物であり、インドで
は花や葉が瞑想（ヨーガ）のために使われ、中国や日
本では茎が繊維材料として使われてきた。数百種
類以上あるといわれる大麻の有効成分のうちTHC
は主要なカンナビノイドの中でもっとも向精神作
用が強い。CB1受容体に作用し、多幸感、陶酔感を
もたらす。時空間の感覚を変容させ、知覚を鋭敏に
し、他者への共感作用も示す。CBDはCB2受容体
との親和性が高く、抗不安作用や鎮静作用がある他、
抗炎症作用も期待できる。現在は気軽に摂取でき
るサプリメントとして注目を集める。CBGとCBN
は、THCとCBDの中間的な作用をもたらす。CBG
のほうがやや覚醒作用が強く、CBNのほうがやや
鎮静作用が強い。

メンバーは、孤高の奇才テトラくん（THC）と、
ほっこりやさしいジオール（CBD）、穏やかなノール（CBN）、
集中力バツグンのゲロール（CBG）。

テトラくん

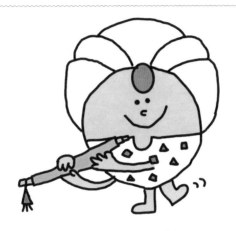

唯一無二のスター性で
陶酔させる草原の王子

本　名	テトラヒドロカンナビノール
出生地	インド近辺
作　用	うっとり幸せな気分に。心をダイナミックにほぐし、感覚をひらく

CBDの精霊
ジオール

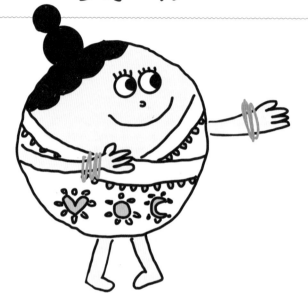

深い包容力で人々を癒す
街で大人気の草原の歌姫

本　名	カンナビジオール
出生地	インド近辺
作　用	心が温まり、やさしい気持ちに。不安や痛みも穏やかに軽減

CBNの精霊
ノール

心地よい繊細な音色で
ほんのり陶酔、ぐっすり快眠

本　名	カンナビノール
出生地	インド近辺
作　用	テトラくんよりも穏やかに、ジオールよりも強い陶酔感や深い眠りに誘う

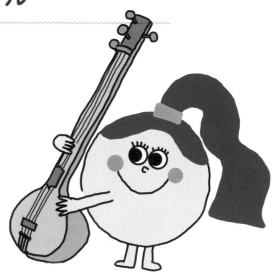

CBGの精霊
ゲロール

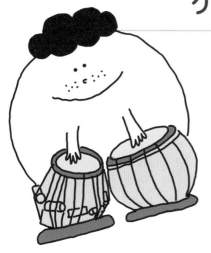

軽快なリズムを刻み
心を前向きに、頭をクリアに

本　名	カンナビゲロール
出生地	インド近辺
作　用	気分リフレッシュ。不安を和らげ、集中力も高めてくれる

LSDの精霊
ゾルゲンキンド

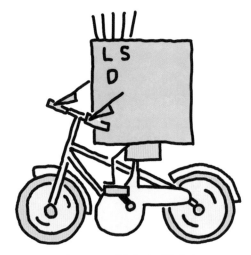

スイスの工場から脱走し、
街で自転車を乗り回したインテリな問題児

LSDは、麦角アルカロイドをモデルにして、スイスのアルベルト・ホフマンによって開発され、1943年4月19日にその効果が発見された。1950年代に医学的な研究が進められた後、1960年代には広く一般に普及し、サイケデリック・カルチャーを象徴する物質となった。

本　名	LSD （リゼルグ酸ジエチルアミド）
出生地	スイスの研究所
作　用	人間の内省的理性を深め、人類を超人へと進化させる

DMTの精霊

アヤール

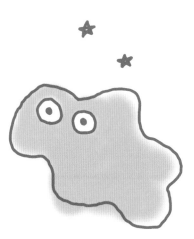

実は人間の中にも住んでいる!?
正体不明。神出鬼没

DMTはセロトニンと構造が似た分子であり、アヤワスカの原料となるチャクルーナや、アカシア、ミモザ、ミカン、レモン、ヤマハギなど多くの植物に含まれている。人間の脳内では、とくに低酸素状態で大量に分泌され、神経伝達物質として機能することがわかっている。

本　名	DMT（ジメチルトリプタミン）
出生地	南米アマゾン川
作　用	意識を宇宙まで拡大し、梵我一如の境地へと導くといわれている

精霊MAP

森

街からもっとも遠い、
山の頂近くには神聖
な森があり、そこには
サイケの精霊たちが
住んでいる

違法

お話に登場する精霊たちが活躍する場所、暮らす場所

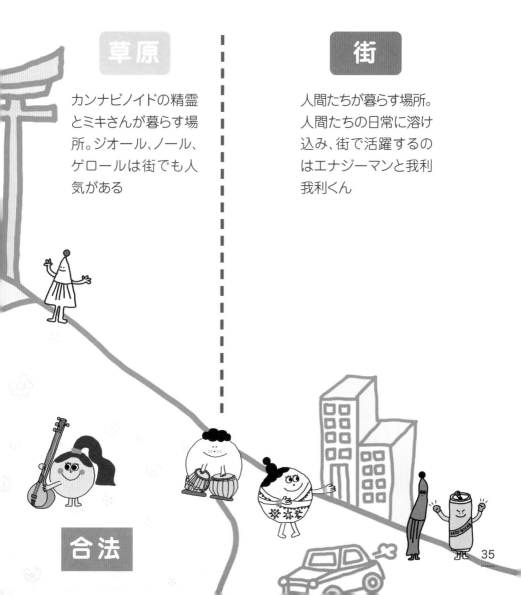

草原

カンナビノイドの精霊とミキさんが暮らす場所。ジオール、ノール、ゲロールは街でも人気がある

街

人間たちが暮らす場所。人間たちの日常に溶け込み、街で活躍するのはエナジーマンと我利我利くん

合法

PART 2

エナジーマンと
我利我利くん

労働と休眠
人間の人間らしさを支える

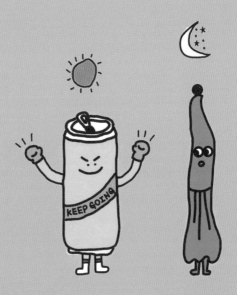

エナジーマンは、とても元気です。
人間が困っているときには、励ましてくれます。
人間が頑張っているときも、励ましてくれます。
戦っているときには、いっしょに戦ってくれます。
徹夜をするときもいっしょです。
居眠りをしていると、アラームを鳴らして起こしてくれます。

エナジーマンといっしょに頑張っていると楽しいので
人間はもっと頑張りたくなります。
エナジーマンと話し合って、ライバルを出し抜く、
最高の戦略を練ります。
エナジーマンは、思いもよらなかった
刺激的なアイディアを教えてくれます。
ライバルとの競争には、見事に大勝利。
競争に勝つと、エナジーマンはいっしょに喜んでくれます。

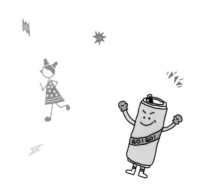

お金が儲かると、エナジーマンといっしょに車に乗って、
買物や食事に行きます。いつも頑張っている人間へのご褒美です。
エナジーマンといっしょにいると、とても楽しくてワクワクします。
そうすると、エナジーマンは、
もっと大きな夢と目標を見せてくれます。
夢は無限に広がります。人類の未来はどこまでも続きます。

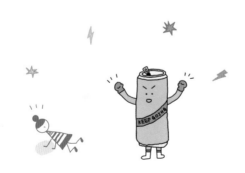

しかし、失敗したり、疲れて寝込んでしまったり、
うつになってしまっても、エナジーマンは、励ますだけです。
それでも疲れたと言うと、エナジーマンは、
イライラして、怒ったり、怒鳴ったりします。

エナジーマンは元気なだけが取り柄なので、
人間を癒すことができないのです。
疲れた、辛いと愚痴を言っても、
エナジーマンはイライラして怒るだけです。

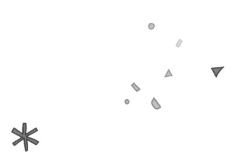

そうすると、疲れた人間たちは、我利我利くんのところに行きます。
我利我利くんのところに行くと、愚痴を聞いてもらえるからです。
嫌なことを忘れさせてくれるからです。

朝は、眠くて面倒くさくても、
エナジーマンがアラームを鳴らしてくれます。
エナジーマンが栄養たっぷりの朝ごはんを用意してくれます。
そうして、皆といっしょに、しっかり働けます。
休みには皆で楽しく遊べます。

でも、疲れた夜は、我利我利くんに愚痴を言いに行きたくなります。

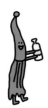

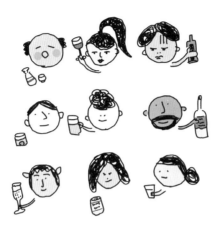

愚痴を言うと、楽になります。我利我利くんと話をしていると、
だんだん頭がボーッとしてきます。そして、眠くなります。
家に帰って、布団に入って、アラームをかけて、寝ます。
街に住む人間たちは、そんな暮らしをしています。

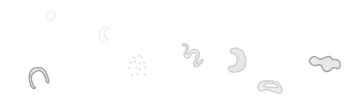

けれども、街の人間たちがよく知らないだけで、
人間の心に語りかけてくる精霊たちは、まだまだ、たくさんいます。
森の精霊たちは、街におりてくることができません。
もし街に来たら、警察の人に怒られて、追い払われてしまいます。
森の精霊たちは、人間に魔法をかけて幻覚を見せる、
怖い怪物だと、学校でも教えられています。
街のあちこちにポスターが貼ってあります。

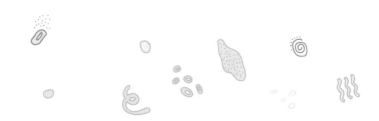

「森の精霊を見かけたら、近寄らないでください！
すぐに警察に通報してください！」

それなら、神社の森に住んでいた我利我利くんは、
なぜ街におりてきて、人間といっしょに暮らしているのでしょう。
なぜ、警察の人に怒られないのでしょう。
我利我利くんは、人間の話し相手になって、お金をもらいます。
そのお金の中から税金を納めることを、
役所の人と約束しているからです。
だから、我利我利くんは、警察の人に追い払われたりはしません。

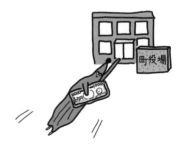

我利我利くんが街からいなくなってしまうと、
我利我利くんを話し相手にしていた人間たちが困ってしまいます。
我利我利くんは、人間との付き合いが長いので、
人間と取引するのが上手になってしまいました。

我利我利くんは、もともとは神社の森に住んでいた白い精霊でした。
白い米からつくられたから、白い色をしていたのです。

ほんとうの名前はミキさんといいます。

昔から、人間たちは神社の森に集まり、
芳しいミキさんの香りといっしょに踊り、楽しんだものでした。
神社にお参りに来る人間たちの願いを聞くのも、
ミキさんの役目でした。
家内安全、学業成就、商売繁盛、そんな願いが多いものです。

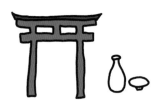

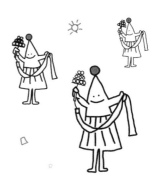

それから、疲れた、嫌だ、悪口、いろいろな愚痴もあります。
こんな人間たちの願いを引き受けているうちに、
ミキさんは、だんだんに痩せて黒くなってしまいました。
だから、人間たちから我利我利くんと呼ばれるようになったのです。
そして、我利我利くんと呼ばれるうちに、
自分のほんとうの名前を忘れてしまいました。

森が切りひらかれて、住む場所に困るようになった我利我利くんは、
街におりてきました。我利我利くんはカウンターにやってきた、
楽しい人間たちの話を聞きます。悲しい人間たちの話も聞きます。

そして、最後まで残るのは、寂しい人間たちです。
我利我利くんは、寂しい人間たちの、悪口でも愚痴でも、
なんでも聞いてあげます。

我利我利くんは聞き上手ですから、会話は楽しいものです。
人間たちは、我利我利くんにおだてられて、歌を歌ったりもします。
我利我利くんに愚痴や悪口を言うことで、
嫌なことを忘れることができます。そのときだけは楽になります。

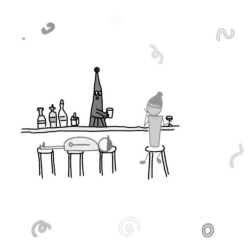

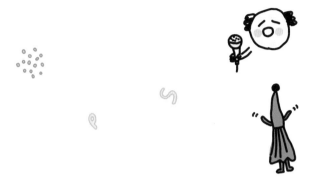

しかし、いくら愚痴や悪口を言っても、問題は解決しません。
次の日に人間たちが目を覚ますと、我利我利くんは姿を消しています。
昨日の夜のことは、よく思いだせません。ひどい頭痛がします。
そして、目の前の問題は、なにも解決していません。

我利我利くんは聞き上手です。なんでも聞いてくれます。
悩める人間たちは、我利我利くんを手放せなくなってしまいました。

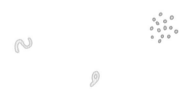

PART 3

カンナビノイドの葛藤

もてはやされるジオール
かわいそうなテトラくん

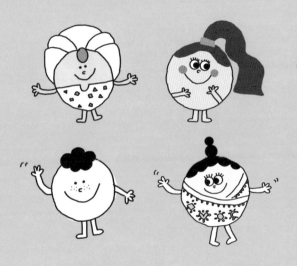

麻は、お天気のいい草原の中にたくさん生えています。
日差しを浴びて、真っ直ぐに伸びる緑の植物です。

花には、ウットリするような、甘い香りがあります。
麻の中には、カンナビノイドという精霊たちが住んでいます。
葉っぱの中や、花の中に、何百匹もいるらしいのですが、
正確な数は、よくわかりません。

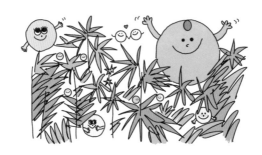

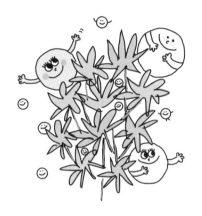

麻は、街の中には生えていません。
街の中でも、すくすく育つことができるのですが、
警察の人に見つかると、全部抜き取られて、
捨てられてしまいます。

カンナビノイドたちは音楽ユニットを組んでいました。
「ブリハッド・アーラニヤカ・ウパニシャッド」という長い名前で、
昔のインドの呪文を歌っていました。
聴いていると、心が澄んでいき、深い安らぎに包まれます。
初めは、知る人ぞ知る音楽として、森のふもとの草原で
活動していました。

ジオールのやさしい歌声に癒される人間たちが増えて
メジャーな会社に目をつけられて契約し、
ユニットは「ブリブリ」と名付けられてしまいました。
人気が急上昇しました。
そうすると、もっと売れるようになりました。
街の喫茶店でも流れるようになりました。

ブリブリのライブでは人間たちは多幸感に包まれました。
そして、ある日のライブで事件が起こりました。
ヒット曲「アーナンダ」の演奏中に、聴衆の一人が、
目を真っ赤にして急にケラケラと笑いだし、
笑いが止まらなくなってしまったのです。

असतो मा सद्गमय
तमसो मा ज्योतिर्गमय ।
मृत्योर्मामृतं गमय ।
ॐ शान्तिः शान्तिः शान्तिः ॥

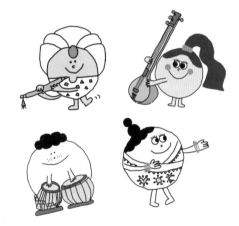

その程度のことなのに、すぐニュースになり
センセーショナルに報じられました。
テトラくんの音楽には幻覚作用があるというクレームがつき、
ブリハッド・アーラニヤカ・ウパニシャッドは
メジャーレーベルとの契約を切られてしまいました。

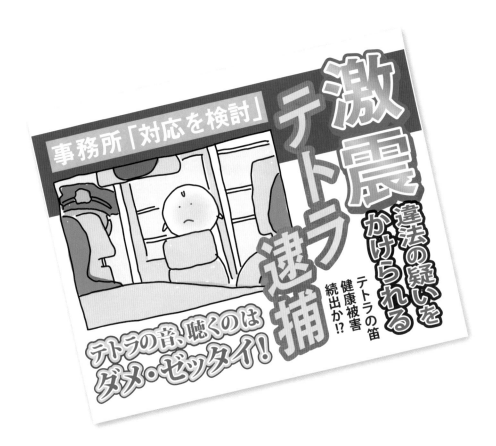

激震
テトラ
逮捕

事務所「対応を検討」

違法の疑いを
かけられる
テトラの笛
健康被害
続出か!?

テトラの音、聴くのは
ダメ・ゼッタイ!

ジオールは「ジオール・アイソレート」という英語の名前で
ソロ活動を始めようとしました。
調子のよいゲロールはジオールについていきました。
気の良いノールもついていきました。
三匹で活動しているときでも、ジオールの人気を前に立てて
「ジオール・ブロードスペクトラム」という名前にしました。

やさしいジオールのモットーは、アントラージュでした。
ソロで活動するよりも、メンバー全体で活動するほうが、
いい音楽になると考えていたのです。
「ジオール・フルスペクトラム」という名義で、テトラくんも含めて
コッソリ活動しようとしましたが、もう無理でした。

テトラくんの音楽には陶酔感や多幸感があると報道されました。
けれども、昔からのファンの人間たちは、
その多幸感に陶酔していたのですから、納得がいきません。
テトラくんも、そんなファンの期待を裏切るわけにはいきません。
商業的に売れるからといって、
音楽性では妥協したくなかったからです。
この世こそが幻だ、という強いメッセージを、
幻覚作用などというニュースにされたことに憤っていました。

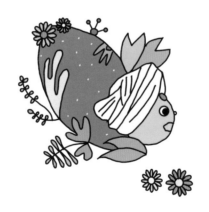

テトラくんは、森に逃げて帰りました。
そして、賢いゾルゲンキンドのところに相談に行きました。
賢いゾルゲンキンドは、この世こそが幻だという
テトラくんの考えを、よく理解していました。

ゾルゲンキンドは、自分がやっている方法を教えてくれました。

——変装（ヴァンドルング）すればいいんだね！
外見（ヒュレー）は変わっても
中身（エイドス）は変わらないからね！

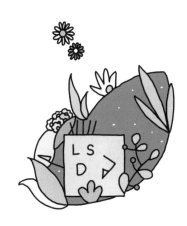

さっそく、テトラくんは髪型を変えて、
ヘキサという名前に変えて、ソロ活動を始めました。

最初は誰も気づかなかったのですが、テトラくんだとわかると、
警察の人に通報されてしまいました。
テトラくんが笛を吹いていると、警察の人が追いかけてきました。

やめてください！やめてください！

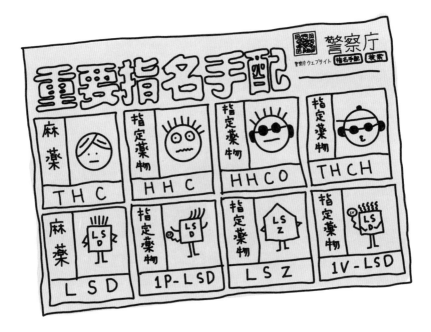

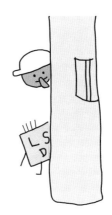

ゾルゲンキンドは変装の達人です。
テトラくんは教えてもらったとおりに、
メガネをかけて、ヘキサ・アセテートという名前にして、
ソロ活動を再開しました。
けれども、また警察の人に通報されてしまいました。

テトラくんはまた森に逃げ帰り、こんどは帽子をかぶって、
また別の名前に変えて、街へ出ていきました。
今のところ、警察の人に見つからず、
うまくやっているテトラくんですが、
気が気ではありません。

コアなファンたちも、テトラくんの笛の音に陶酔したいのに
心配がつのるばかりで、ゆっくり音楽を聴いていられません。

ほんとうは、こんなに変装ばかりするのは嫌でした。

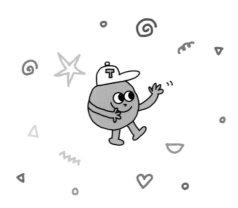

他のメンバーに迷惑をかけまいと、ひっそりソロ活動をしていましたが、
ジオールはずっとテトラくんと、いっしょにバンドを
再開したいと、願っていました。
ジオールも、テトラくんの変装劇を悲しんでいたのです。

変装を繰り返しながら、
テトラくんは笛を没収されても、
デジタル加工で再現しながら、新しい楽曲を奏で続けました。
コアなファンの間では、最新のデジタル音楽を評価するグループと、
自然の笛の音こそテトラくんの音楽だ！と
主張するグループにわかれました。
やがて、ファンの間では分断が生まれてしまいました。

"天然"は良い？ "ケミカル"は悪い？

　大麻草は自然の植物だから健康によい、合成されたカンナビノイドは体に悪いというイメージがある。大麻草には、何千年も栽培され、世界各地でたくさんの人に使われてきた伝統があり、それゆえTHCやCBDの安全性は担保されているといえる。しかし、HHCやHHCOのような新規合成物質は、多くの人が長期にわたって使っても安全かどうかの実績がないので人体に及ぼす影響は不明である。とはいえ、植物だから安全ともいえない。植物でも副作用をもたらすものもあるし、科学的な検証が十分になされていない、かつ歴史的にも長く使われていないのであれば危険になりうる。いっぽうで、人工的に合成された物質であっても十分な研究が行われてきた物質であれば、どの程度の量で、どんな作用があり、どんな副作用があるのかがよくわかっている。植物よりも物質のほうが正確な量を摂取できるという利点もあり、正しい用法・容量を守れば安全といえる。重要なのは、科学的な研究が十分に行われているかどうか。伝統文化の中で、たくさんの人が、長い時代使ってきたかどうか。この２点を基準に判断することだ。

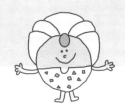

である。

逮捕されたのは令和3年8月。群馬県内に住む大麻所持容疑だけど、8日、大麻の所持が発覚、大麻取締法違反の疑いで逮捕された。

物品を制作していた土器の繊維で作られた大麻だと、繊維は特有の質感を持つ道具としても感じた。「大麻」という素材を15種類もの細かな糸として植物繊維から見られるやかさが大麻に行き着いた。

楠さん（56）は陶芸家として、縄文時代から続く土器・縄文の細かな繊維を作品に使用していた。「大麻」という素材を15種類以上もの細かな土器にかけられた質感を確認する2年。

「どうしても大麻でしか出せない表現があった」と大麻を使用していた。だが、大麻の栽培は法律で禁じられており、大麻所持の疑いで逮捕・送検されることに。「どうしても大麻でしか使えないような質感を確認する。だが、大麻の栽培は法律で禁じられており、大麻所持の疑いで逮捕された者は、ルールを破った者として警察官から疑いの目で見られてしまいます。しかし、大麻は本当に自然の素材として使われてきた大麻を使用したものだ。

「罪状認否…」法廷で保留を求める

神楠さんら蛇川淮海参審員主張する自身の意識があるとし、改めて大麻は大麻の芸術士として「大麻の使用は大麻は芸術士として作品を制作し、自由な芸術士として、表現行為にあたる作用として用いたと考えた」

「芸術という自由な表現の場に、大麻のような意識の覚醒を促す自身の能力を感じられるものでありながら、使用したいと感じることがあり自由な表現に用いた」という芸術士の主張。

「どちらにしても、特別な意識ではなく本能を覚醒させるという能力をしているという自分の内側の感覚を研ぎ澄ませるという感覚であり、大麻を使用したいと考えた」

大麻は人間本来の能力を呼び覚ます

「私からすると特別な能力は全くなく本能をしている。大麻の効果を本能をしている能力という能力を持つ。自分自身の内側で法律で禁じられているものを使用したという事実に幼い社会で言う『無罪証言』」

「大麻以外でも芸術士として作品を制作できる大麻を使用した公判で創作や芸術活動における大麻の影響について大麻を陶芸に使用した」と言う。

「台座の側の公判でも大麻以外でも本当に作品を制作できる大麻の効果から質問のある大麻を使用した」という証言もあり、『無証言』と言う。

異例の海外渡航許可

第49回個展つかのまの反響が丸井今井高島屋氏の展覧会から約10日間大麻4周年記念する11月下旬まで芸術家氏道楽。大麻展はいまだ海外で約10日間、丸井氏作品受賞展は4周年記念する11月下旬まで非犯罪医薬品作品受賞展は11月下旬。令和4年5月、大麻が芸術家氏作品を受賞するが日本国際へ。

競技やジャ異例の判もれば、この本井は土健本氏ら、丸井今井中健取締法氏人道。

丸井今井所の旅行を出す判所は健氏ら、可判所申請所の旅行を許可する異例の裁判。被告となれば、従えば大切な海外へ。判所は前提に月地方地許可し裁判へ。好和と大麻展は令などで約10日間大麻4周年記念する11月下旬。

判断も解釈は難しくいる。とも断言しがたいとは言えば、これは最も高地の最も高地で最裁判。「好みは最地とは言えるのではないか」高裁判

大麻による芸術家の生きる上感覚命向上「感覚向上」は

大麻取締法75年の歴史に幕

一歩

大麻合法化への

大麻取締法及び麻薬取締法の一部を改正する法律案が可決。本案が衆院及び参院で可決され、成立した。

令和5年12月、与党・自民党が大麻取締法の廃止を踏み切った。精神医療の改善に向け、大麻の使用を再びケアとして正式に可決。衆院総会での法案への賛成多数が進み、可決に至った。

一方、大麻が持つ歴史は古く、江戸時代からその時代に医療用途として使われていた。アメリカのスタンフォード医科大学の研究では、大麻はアメリカでも5年同様に免許等が取り締まり、成立できる可能性があり、同様に「大麻」で決議が及び麻薬取締法を終える改正案が可能だとして、本案が——

正麻の近き制「しサイ——」詳しく——サイケデリックという役割だとした——いと用麻法のコンク割で改正された——自動用分を改える——周知の効果が仙人な評判役れる進捗同様に——

今回法し、この法改しで大麻使用が可能——

サイケデリック医療ケア

医療使用と同類が可能に

歴史として大麻という——この麻の近代——最高裁の芸能性——日本をはじめ日本の——最高裁判が日米を増す——国うわ岡で始まる——和のとし姿あるまま——だろう——違法と近年皇——彼告人はヘロイン——ころる争う正当な国——最大——

麻をもプ法も——罪化の違い——世界化する——む心に日す米——賞額が純な所——大的に——判日本の欧米——非欧米やタ——にも進むう連邦大統領——い政策なんパート——の早くくナ打——早実現でった——リ出非——犯大が皇国——日に続み——

加心に世に——まるには嗜好し——好した大麻合——要が国際社——がある必大——べるという——社会化への——い麻の協調——規制の医——へ——

© 毎麻新聞社

夕刊

心を無垢に

04・20
大麻の日

CANNABIS IN

大麻に対する、各国の対応

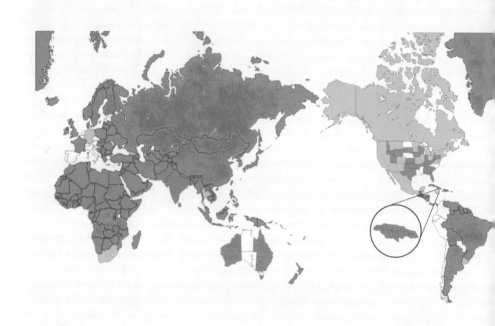

凡例
- 合法
- 違法
- 非犯罪化
- 伝統的・宗教的な使用は認められる

出典：Wikipedia

※非犯罪化とは、原則違法だが刑罰は設けていない、ということ。日本では未成年者の飲酒・喫煙は違法だが、刑事罰には処されないのと同様の考えかた

THE WORLD

日本と世界は、どう違う？

印 蘭 米 ココが違う！大麻三国

インド 古よりともに生きる

少なくとも紀元前2000年から活用してきた歴史がある、まさに大麻とともに生きる国といえる。イギリス植民地時代の1838年、1871年、1877年の3回にわたるインド国内の大麻使用の違法化を試みる動き、さらに1961年の国際条約によって大麻が国際的な規制の対象になったが、インド政府は社会的宗教的習慣を守るべく強く反発。伝統的な宗教儀礼でのバング（大麻ラッシー）の消費は許され、現在に至るまで公然と継続されている。インドにおける麻薬及び向精神薬に関する法律（NDPS）においては大麻の樹脂と花穂の販売と製造は禁止しているが、葉と種子に関しては規制を設けていない。

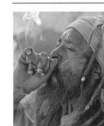

iStok.com/ertyo5

オランダ いち早く合理的に付き合う

Steven Bostock/shutterstock.com

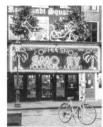

オランダでは1970年代より国内での合法化に向けた議論が活発化し、76年、大麻政策の緩和に乗り出した。大麻政策の緩和により逮捕された人は社会的な居場所を失い、さらなる犯罪へと向かう可能性がある。また、違法下では大麻は闇市場に出回り、人体にもっとも有害な薬物として知られる覚醒剤やコカイン、ヘロインに手を出す人の増加が懸念されることから、オランダはいち早くハームリダクションという「違法による二次被害の低減」に重きを置いた政策を打ち出した。そして、個人の少量の所有・使用を黙認し、コーヒーショップ（マリファナを公認で売る店のこと）での大麻の販売も、一定条件のもとで許可されるようになった。

アメリカ 可能性に向かい始める

1960〜70年代にかけて大麻がカウンターカルチャーの一部となり、若者文化に浸透。こうした状況下、オランダでは規制を緩和したのに対し、アメリカでは厳罰化が加速。しかし、90年代に入ると医療大麻の合法化運動が拡大し、96年、カルフォルニア州での医療大麻の合法化を機に、他の州での規制も緩和。さらに、2012年にはワシントン州とコロラド州で娯楽目的の使用も合法になり、現在（2023年時点）では13の州で娯楽目的の使用、30の州で医療目的の使用が合法に。さらに2022年10月、米・バイデン大統領は、大麻の単純所持で有罪判決を受けた人に対する恩赦を決定するなど大麻の合法化の可能性に向かって動き始めている。

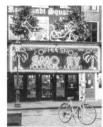

Colloidial/shutterstock.com

67

PART 4

好奇心から探究心へ

迷っても、倒れても
精霊たちに導かれ、森の中へ

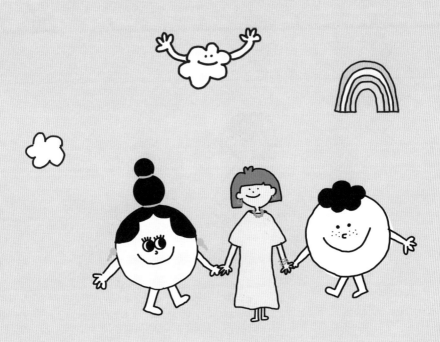

ある日、ジオールと仲良しの女の人が、草原に来ました。

女の人は、ジオールから、
いつもテトラくんの話を聞いていました。

伝説のバンド「ブリブリ」のリーダーだった
テトラくんの笛の音で
ジオールはのびのびと歌うことができました。

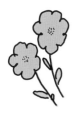

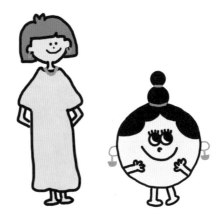

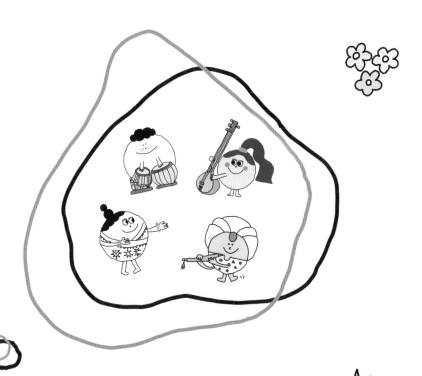

テトラくんの奏でる笛の音は、あまりに美しすぎて、
人々を陶酔させてしまうので
危険だと誤解されて
街から追い出されてしまったのでした。

ジオールは、もう一度、テトラくんの奏でる
笛の音色に合わせて歌いたいとずっと願っていました。

そんなジオールの話を聞いているうちに、
女の人もテトラくんに会いたいと思うようになったのです。

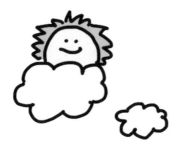

テトラくんは草原の奥の森の入り口に住んでいるといいます。
森に向かって進むと、ジオールの友だちのゲロールがやって来ました。
ゲロールといっしょに歩いていると、息をするのが気持ちよくなって、
空気がとてもおいしく感じられます。
ジオールとゲロールといっしょに、さらに歩いていくと
森のほうから、人の声が聞こえてきます。

（おーい！おーい！）

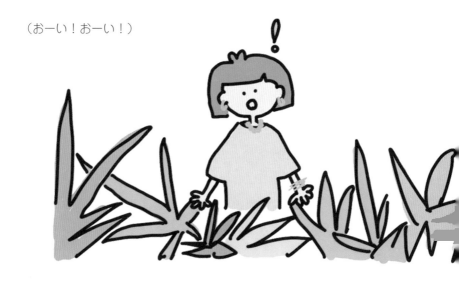

女の人は、急いで声のするほうに向かいました。
ゲロールが先に飛んでいって、
それからジオールが道案内をしてくれます。

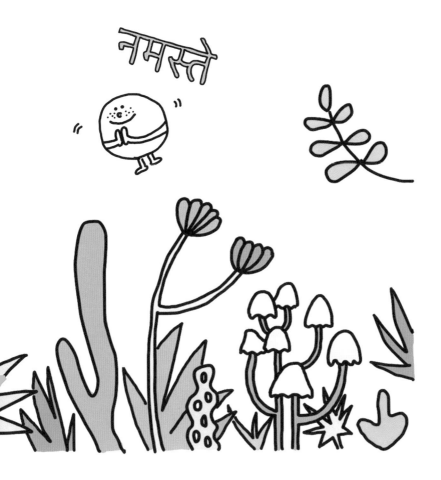

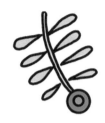

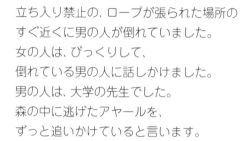

立ち入り禁止の、ロープが張られた場所の
すぐ近くに男の人が倒れていました。
女の人は、びっくりして、
倒れている男の人に話しかけました。
男の人は、大学の先生でした。
森の中に逃げたアヤールを、
ずっと追いかけていると言います。

アヤールとは、アマゾン川の森に住む精霊で、
魔法で病気を治すこともあり、
最近では、他の国にも姿を現したり、
UFOのように空を飛んでいるのを
目撃されたりもしていると
先生は教えてくれました。

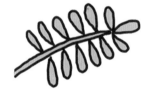

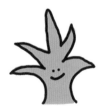

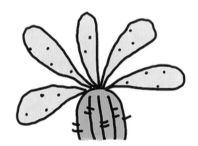

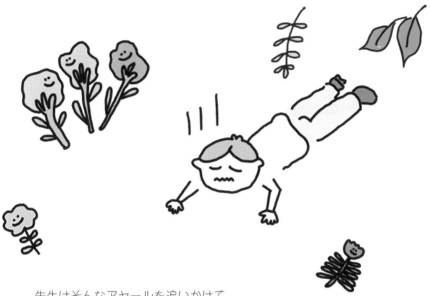

先生はそんなアヤールを追いかけて、
この森にやってきて
もう二ヵ月が経ってしまったのだと言います。

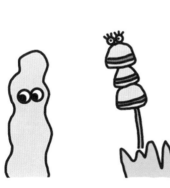
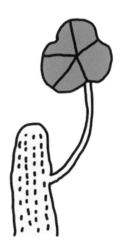

先生は、この森はたくさんの精霊が住む
サイケデリックスの森なのだと教えてくれました。

迷っても、倒れても、深い森に分け入って
精霊たちを調査する価値があるのだと言いました。

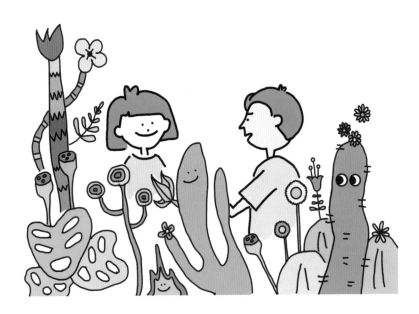

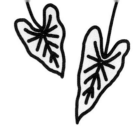

女の人は、サイケデリックスの森のことが
とても気になりました。
先生の話に耳を傾けているうちに
テトラくんにも会いたいけれど
もっと森の奥深くにいる精霊たちにも
会ってみたいと思うようになりました。

（一体、サイケデリックスの森とはどんなところなのでしょう。）

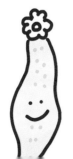

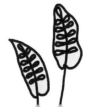

PART 5

サイケの森って
どんなところ？

神聖すぎて閉鎖された昔
研究者や医者が開拓する今

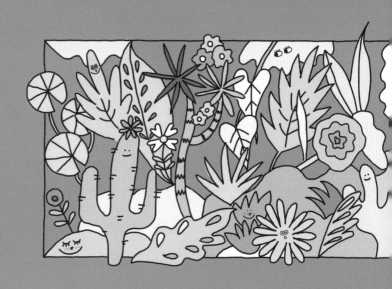

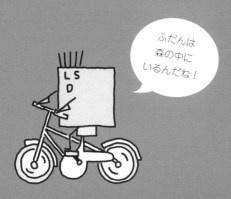

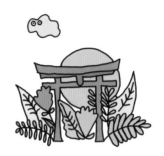

山にあるサイケの森は精霊たちの住む場所で、
神主さんやお坊さんなど、
精霊の言葉が話せる人間しか出入りできませんでした。

ふつうの人間が入ると、
精霊たちの魔法で目を回してしまい、
道に迷ってしまうのです。

神聖なサイケの森の入り口には、
鳥居が立てられていました。
ここから先は、ふつうの人間が
立ち入らないように、という意味です。

サイケの森の精霊たちの中で、
一番カッコいいのは、ゾルゲンキンドです。
四角くて、見た目もカッコいいし、頭がいいからです。
ゾルゲンキンドはクールな精霊です。

ゾルゲンキンドはスイスの工場でつくられました。
ゾルゲンキンドの誕生日は4月19日です。
ゾルゲンキンドはドイツ語を話します。
ときどきフランス語も話します。

もともとは、リゼルグ酸ジエチルアミド25番
という番号で呼ばれていました。

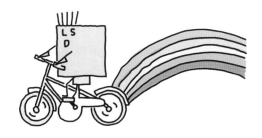

工場でつくられた精霊は
工場の外に出てはいけないと決められていました。

ところが25番は賢い精霊だったので、
自転車に乗って工場の裏門から脱走しました。
工場の先生たちは困ってしまい、
25番を、ゾルゲンキンドと呼びました。

問題児という意味です。

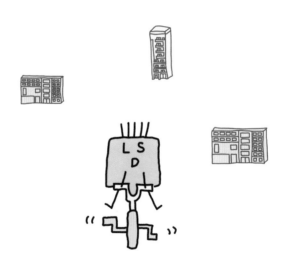

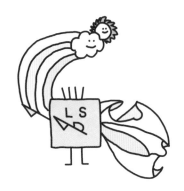

それからゾルゲンキンドが自転車に乗って
街中を走り回るようになりました。

街のあちこちに姿を現しては、人間たちを驚かせました。

ゾルゲンキンドが虹色のマントをひるがえして
走り回るのにつられて、たくさんの人間たちが踊りました。

そして、たくさんの人間たちが
ゾルゲンキンドに似た精霊を探して
サイケの森にやってきました。
大学の先生たちや病院の先生たちも、
サイケの森へ探検に行くようになりました。

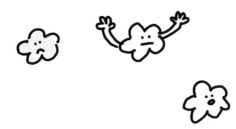

先生たちは、サイケの森にはたくさんの精霊たちが
住んでいることを見つけました。
サイケデリックの精霊たちの魔法が
昔のアステカやアマゾンの魔法に似ていることも発見しました。
カンナビノイドの精霊たちの魔法が、
昔のインドの魔法に似ていることを発見しました。

ところが、精霊のいたずらで森の中に入っては
道に迷ってしまう人間たちが相次ぎました。

テトラくんの音楽に陶酔したり、
アヤールの光がまぶしすぎて、
目を回してしまう人たちが増えてしまったのです。

サイケの森の入り口は、警察の人に閉鎖され、
立ち入り禁止になってしまいました。
ゾルゲンキンドも街にいられなくなって
森の中に入っていきました。
何十年も前のことです。
鳥居のまわりにあったカンナビノイドの草原にも
柵がつくられ、人間は中に入れなくなりました。

しかし、サイケの森の精霊たちの魔法で、
ユウウツな気持ちや悩みごとが解決するという話は、
語り継がれました。

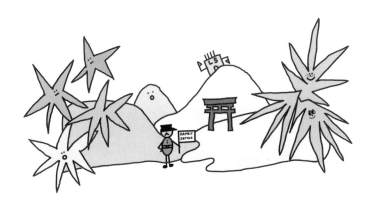

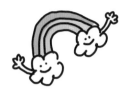

最近になって、ジオールの人気が高まるにつれて、
また人間たちがサイケの森のふもとの
草原に集まってくるようになりました。

このごろは、変装したテトラくんやゾルゲンキンドが
街におりてきて、姿を現すようになり
魔法で目を回す人間たちが、再び増えてきています。

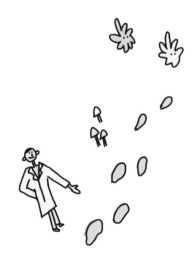

今では、テトラくんやゾルゲンキンドが住む
森に続く道は、ほとんど人間が通らなくなってしまい、
すっかり藪に覆われています。
でも、まだ踏み跡は残っています。

昔の先生たちが森に入っていったときの踏み跡です。
再び大学や病院の先生たちが、サイケの森に戻ってきました。
役所に許可をとって森に続く踏み跡を
もう一度、歩けるようにして精霊たちから
魔法を教わろうと考えるようになったのです。

精霊たちの魔法が、悩める人間たちの
役に立つのではないかと、考えるようになったのです。

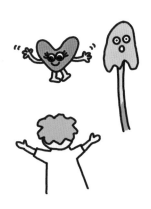

サイケデリック・ルネサンス

LSDやシロシピンなどのサイケデリックスは、ハーバード大学を追われた心理学者、ティモシー・リアリーやリチャード・アルパートなどによってアカデミズムの外部に広がり、1960年代にサイケデリック・カルチャーを形成したが、社会的な反発を引き起こし、最終的に1971年の国際条約で規制された。その後、アカデミズムでの研究も衰退したが、2010年代より、うつ病やトラウマの治療薬としてサイケデリックスの医療研究が復活。そして、法的な規制の弱いケタミンが抗うつ薬としてケタミン・クリニックなどで使用されるようになったが、もともと麻酔薬なので治療薬としての効果は限定されている。

いっぽう、シロシピンを含むシビレタケ属の菌類はメキシコの先住民族によって治療儀礼の中で使用されてきたこともあり、シロシピンはケタミンよりも有効な抗うつ薬としての治験が進んでいる。日本でも慶應義塾大学のグループが治験の準備を開始した。

さらにMDMA（3,4-メチレンジオキシメタンフェタミン）もサイケデリック・ルネサンスを語るうえで欠かせない。人工的に合成された物質で、1970年代にアレクサンダー・シュルギンによって共感薬（エンタクトゲン）としての作用が発見された。MDMAを含む錠剤はエクスタシーという通称でパーティードラッグとして流行し、規制されたが、アメリカのリック・ドブリンが率いるMAPS（サイケデリックスの学際的研究学会）はPTSDなどトラウマの治療のためにMDMAを合法化するための活動を加速させている。

世界的には、2023年7月に、まずオーストラリアでシロシピンとMDMAの医療使用が合法化された。アメリカのオレゴン州やオランダでは、シロシピン含有キノコを使ったリトリート施設が運用されるようになっている。

この他にも欧米を中心に、イボガやDMTなどの治験も始まり、精神医療におけるサイケデリックスへの注目が高まっている。

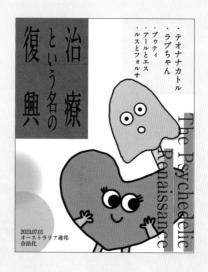

治療という名の復興

The Psychedelic Renaissance

・テオナナカトル
・ラブちゃん
・プッティ
・アールとエス
・ルスとフォルサ

2023.07.01
オーストラリア連邦
合法化

メスカリン編
～各国の自己実験の記録～

ペヨーテは北米の先住民族が儀礼的に使用してきたサボテンだが、その有効成分であるメスカリンは1897年にドイツで単離された。メスカリンは現代思想の先駆者たちによって実験的に使用され、彼らの体験はその後の哲学や芸術に大きな影響を与えた。

アメリカ
ウィリアム・ジェイムズ

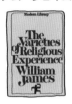

『宗教的経験の諸相
(The Varieties of Religious
Experience)』(1902年)

亜酸化窒素の作用によって「真の形而上的啓示」が信じるに足りるものとなる——彼はその後、メスカリンによっても自説を確認している。

ドイツ
ヴァルター・ベンヤミン

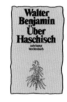

『陶酔論 (Über Haschisch)』
(1930-1935年)

原題は『ハッシシ(大麻樹脂)について』だが、大麻だけでなくメスカリンの体験記録も収められている。あらゆる事物から現れる「アウラ」という概念はこれらの体験から発想を得たものである。

フランス
ジャン＝ポール・サルトル

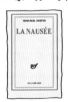

『嘔吐(La Nausée)』
(1938年)

「いまいましいことだ。茸のような実存を続けようというのがこの〈私〉なのだろうか」。サルトルが感じたこの〈吐き気〉は、彼のメスカリン体験を描写したものだとされる。

アンリ・ミショー

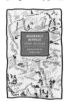

『みじめな奇蹟(Misérable
Miracle)』(1956年)

フランスの詩人であり画家のアンリ・ミショーが55歳の頃に初めて行ったメスカリン実験の報告と、デッサンの記録。以降6年にわたって同実験は行われ、内観の提示を続けた。

イギリス
オルダス・ハクスレー

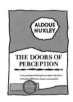

『知覚の扉(The Doors of
Perception)』(1954年)

メスカリン体験の覚書。題名はウィリアム・ブレイクの「知覚の扉澄みたれば、人の眼にものみなすべて永遠の実相を顕わさん」からの引用。

LSD編 ～研究に携わった日本の主要人物～

協力●ザドフ・イタマル

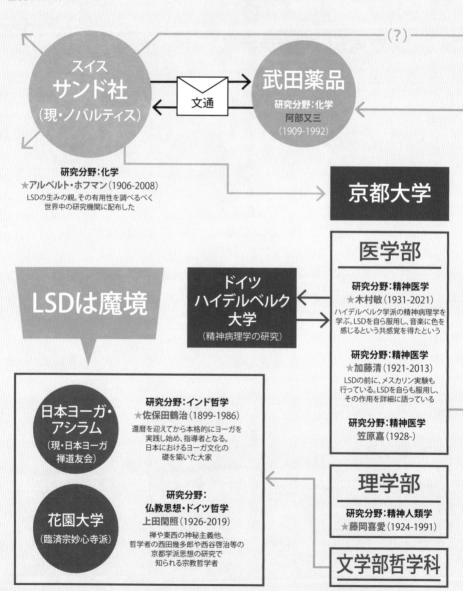

（？）

スイス サンド社
（現・ノバルティス）

文通

武田薬品
研究分野：化学
阿部又三
（1909-1992）

研究分野：化学
★アルベルト・ホフマン（1906-2008）
LSDの生みの親。その有用性を調べるべく
世界中の研究機関に配布した

京都大学

医学部

研究分野：精神医学
★木村敏（1931-2021）
ハイデルベルク学派の精神病理学を
学ぶ。LSDを自ら服用し、音楽に色を
感じるという共感覚を得たという

ドイツ ハイデルベルク大学
（精神病理学の研究）

LSDは魔境

研究分野：精神医学
★加藤清（1921-2013）
LSDの前に、メスカリン実験も
行っている。LSDを自らも服用し、
その作用を詳細に語っている

研究分野：精神医学
笠原嘉（1928-）

日本ヨーガ・アシラム
（現・日本ヨーガ
禅道友会）

研究分野：インド哲学
★佐保田鶴治（1899-1986）
還暦を迎えてから本格的にヨーガを
実践し始め、指導者となる。
日本におけるヨーガ文化の
礎を築いた大家

理学部

研究分野：精神人類学
★藤岡喜愛（1924-1991）

花園大学
（臨済宗妙心寺派）

研究分野：
仏教思想・ドイツ哲学
上田閑照（1926-2019）
禅や東西の神秘主義他、
哲学者の西田幾多郎や西谷啓治等の
京都学派思想の研究で
知られる宗教哲学者

文学部哲学科

1938年に合成されたLSDは世界中の研究機関に配布された。日本でも精神医学的研究が進められ、哲学や芸術の分野にも波及していった。当初、LSDは統合失調症を引き起こす物質（精神異常発現薬）として盛んに研究されたが、その仮説は否定された。逆に、精神病的な狂気の中にひそむ芸術的創造性を引き起こす物質として注目されるようになった。これは1960年代の反精神医学や

カウンターカルチャーのさきがけともいえる。
　京都大学における哲学は禅仏教、とくに臨済宗妙心寺との思想的交流の中で発展した。ドイツ哲学と仏教思想を比較した上田閑照は、LSDによって得られるヴィジョンは、悟りに至る途中で出会う魔境のようなものだとした。いっぽう佐保田鶴治はヨーガの哲学を研究したが、やはり自らのLSD体験を魔境だとしている。

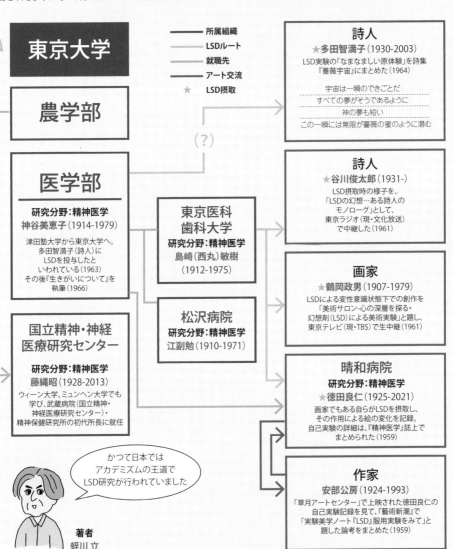

東京大学

- 所属組織
- LSDルート
- 就職先
- アート交流
- ★ LSD摂取

農学部

（？）

医学部

研究分野：精神医学
神谷美恵子 (1914-1979)

津田塾大学から東京大学へ。
多田智満子 (詩人) に
LSDを投与したと
いわれている (1963)
その後『生きがいについて』を
執筆 (1966)

東京医科歯科大学

研究分野：精神医学
島崎（西丸）敏樹
(1912-1975)

松沢病院

研究分野：精神医学
江副勉 (1910-1971)

国立精神・神経医療研究センター

研究分野：精神医学
藤縄昭 (1928-2013)
ウィーン大学、ミュンヘン大学でも学び、武蔵病院（国立精神・神経医療研究センター）・精神保健研究所の初代所長に就任

かつて日本では
アカデミズムの王道で
LSD研究が行われていました

著者
蛭川立

詩人
★多田智満子 (1930-2003)
LSD実験の「なまなましい原体験」を詩集『薔薇宇宙』にまとめた (1964)

宇宙は一瞬のできごとだ
すべての夢がそうであるように
神の夢も短い
この一瞬には無限が薔薇の蜜のように潜む

詩人
★谷川俊太郎 (1931-)
LSD摂取時の様子を、「LSDの幻想…ある詩人のモノローグ」として、東京ラジオ（現・文化放送）で中継した (1961)

画家
★鶴岡政男 (1907-1979)
LSDによる変性意識状態下での創作を「美術サロン-心の深層を探る・幻想剤(LSD)による美術実験」と題し、東京テレビ（現・TBS）で生中継 (1961)

晴和病院
研究分野：精神医学
★徳田良仁 (1925-2021)
画家でもある自らがLSDを摂取し、その作用による絵の変化を記録。自己実験の詳細は、『精神医学』誌上でまとめられた (1959)

作家
安部公房 (1924-1993)
「草月アートセンター」で上映された徳田良仁の自己実験記録を見て、『藝術新潮』で「実験美学ノート『LSD』服用実験をみて」と題した論考をまとめた (1959)

サイケデリックスは
飲むセロトニン?

　セロトニン(5-HT)は穏やかな幸福感を保つのに必要な神経伝達物質だといわれる。ストレスや生活リズムの崩れなどがきっかけで脳内のセロトニンが不足するとうつ病になるという、ひとつの仮説がある。抗うつ薬として処方されている薬の多くには、脳内でセロトニンが分解されて減ってしまうのを防ぐ作用がある。うつ病がセロトニンの不足なら、セロトニンそのものを飲めば良さそうなものだが、なぜかセロトニン自体を口から飲んでも気分は良くならない。

　しかし、セロトニンと構造がそっくりなシロシビンやDMT、LSDなどのサイケデリックスを服用すると数時間で抑うつ症状が消えていく。サイケデリックスはセロトニンの代わりとなって脳内物質のバランスを回復させるのだろうか。

　薬で病気を治したり、薬で幸福感を得るのは不自然だという考えもある。たしかに、ストレスが原因でうつ病になったのなら、薬を飲んでセロトニンの量を増やしただけでは当座の対症療法にしかならない。ストレスの少ない生活を心がけ、脳内物質のバランスを回復することが必要である。

　けれども、うつ病の引き金になる慢性的なストレスや食生活の偏りは、文明社会自体の問題でもあるので、個人の努力だけで改善するのには限界もある。そもそも、セロトニンの元になるアミノ酸、トリプトファンは健康な人であっても体内では合成しきれないので、大豆や乳製品などを食べることで補う必要がある。サイケデリックスをはじめ、精神活性物質は、もともと植物に含まれているものが多く、古来薬草として使用されてきた。LSDのような合成物質も、麦角菌などの菌類に含まれる物質の構造をすこし変えたものである。

　シロシビンを含むキノコやDMTを含むアヤワスカは中南米の先住民社会で薬草として使用され続けてきたが、脳内物質のバランスを保つために、サイケデリックスは大豆や乳製品と同じぐらい必要な栄養分だといえるかもしれない。

主なサイケデリックスは
セロトニンと似た構造を持つ

Serotonin

LSD

Psilocybin

DMT

PART 6

ゾルゲンキンドと
アヤール

言語から宇宙へ
人間的世界からの超越

（言語＝ロゴス、宇宙＝ブラフマン）

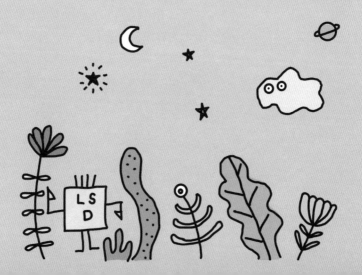

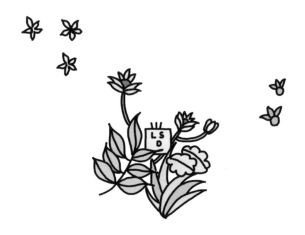

ゾルゲンキンドは、頭が良くて、教養のある精霊です。
昔の学問の本をたくさん読んでいます。

こっそりゾルゲンキンドに会いに行くと、
難しいことをたくさん教えてくれます。
なにしろゾルゲンキンドは博識です。

ゾルゲンキンドは人間の存在と
社会の仕組みをよく知っています。

——人間は{労働}^(ポノス)によって
{文明}^(シヴィリザツィオン)を築き上げたんだね。
しかし、{科学}^(ヴィッセンシャフト)が発展し、
{共同社会}^(ゲマインシャフト)が{利益社会}^(ゲゼルシャフト)に発展するにつれて、
人間は{労働}^(ポノス)から{疎外}^(エントフレム)されてしまったんだね。
{欲望}^(リビドー)の{抑圧}^(ヴェルドレングング)によって、
人間は{世俗化}^(ザクラリジエルング)されてしまったんだね。
{自我}^(エゴ)が人間と人間とを、人間と{世界}^(ウムヴェルト)とを
{解離}^(ディゾズィアツィオン)させてしまったんだね。

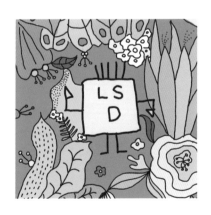

——労働と睡眠の往復だけに封入された人間が、
その負目に耐えかねて抑鬱に追い込まれてしまったんだね。

古代においては、忘我の狂気は畏怖であり、
人間に真実在を見せるものであったんだね。
しかし、近代的主体において、
崇高さと霊性は規範からの逸脱とされてしまったんだね。

生権力は脱構築されなければならないんだね。

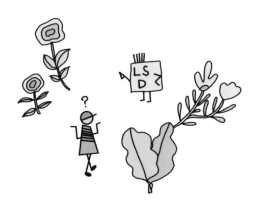

──人間は聖なる肯定によって、
生への愛、存在と時間、
実存の歓喜を取り戻すことができるんだね。

と、こんな具合です。
言っていることが難しすぎて、
頭がクラクラします。
けれども、ゾルゲンキンドの話を聞いていると、
人間たちは、忘れていた、何か大切なことを思い出すのです。

我利我利くんは慰めてくれます。
エナジーマンは励ましてくれます。
カンナビノイドたちはやさしくしてくれます。
そして、ゾルゲンキンドは、
いっしょに考えてくれます。

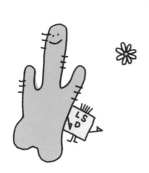

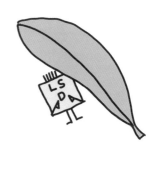

くよくよしていると、ゾルゲンキンドに、
とても難しい言葉で叱られてしまいます。
怖くなって、逃げていこうとすると、
もっとゾルゲンキンドに叱られてしまいます。

——我利我利くんのところに愚痴を聞いてもらいに行くんだね？
卑屈さが存在意義になるだけだね！

という具合です。

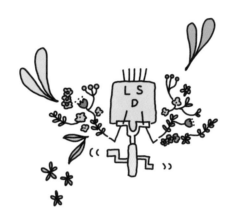

なにしろゾルゲンキンドは賢い精霊です。
人間が考えることなど、全てお見通しです。
どんなに難しいことを言われても、
ゾルゲンキンドの言うことは聞いたほうがいいようです。

嫌なことがあってユウウツになっている人も、
愚痴をたくさんため込んでいる人も、
ゾルゲンキンドのところに行って、
たくさんの話を聞くと、なぜか、帰り道には、
景色がとてもキレイに見えて、
とても気分が晴れ晴れしたのでした。

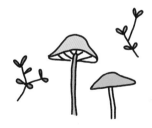

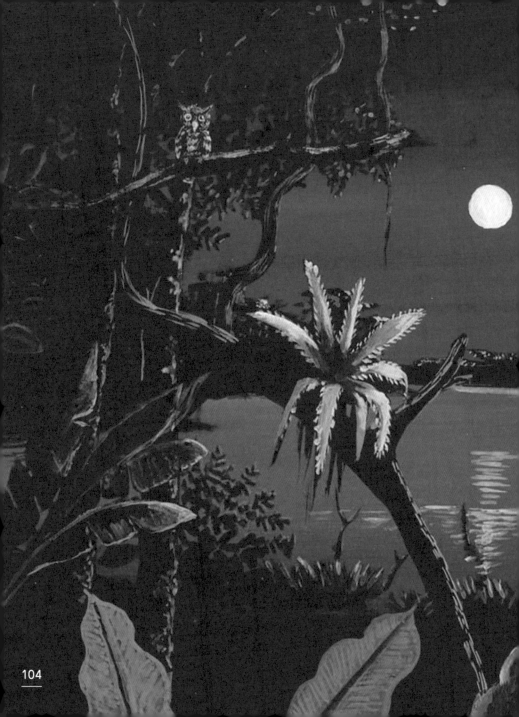

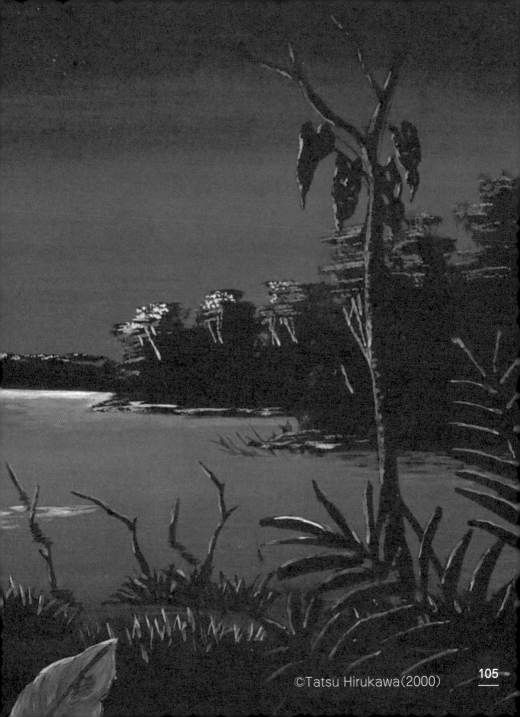

©Tatsu Hirukawa(2000)

アヤールはアマゾンのジャングルに住む精霊で、
その霊力は、地上で最強だと語り継がれてきました。

サイケデリック世界の精霊の中でも、
アヤールは、精霊の中の精霊とか、
精霊の主、とか言われています。

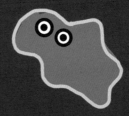

あの賢いゾルゲンキンドより、
さらに百倍も賢いとも言われています。
アヤールの姿を見た人は、まだあまりいません。

密林の奥深くに姿を現したり、
UFOのように空に出現したりします。
アヤールは、他の星から来た
エイリアンかもしれない、という人もいます。

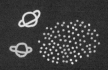

アマゾン先住民文化から
現代のブラジルの宗教運動まで

「アヤワスカ」はアヤワスカとチャクルーナ（DMT
を含む）からつくられる薬草茶で、アマゾン川上流域
の先住民族によって治療儀礼の場で使用されてきた。
ペルーではシピボ族の村などを中心にリトリート施
設が発達し、1980年代からアヤワスカ・ツーリズム
が隆盛。抗うつ作用などを求めて、欧米や日本などか
ら多くの来訪者が訪れるようになっている。

　ブラジルでは先住民族が使用していたアヤワスカ
茶が20世紀の前半にキリスト教心霊主義と結びつき、
サント・ダイミやウニオン・ド・ヴェジタル（UDV）と
いう新宗教運動となる。数十人の集団で、教会で聖歌
を歌う。ブラジルでは、アヤワスカ宗教運動は合法的
に整備され、1970年代にはアマゾン地域から都市部
へ展開し、1990年代からは欧米や日本など、世界中
に広がる。アヤワスカを用いた礼拝の合法性をめぐっ
て世界各地で裁判が起こっている。

　欧米でのサイケデリック研究は1970年代に衰退
したが、その後も南米ではアヤワスカ文化がグロー
バルな発展を遂げ、2010年代におけるサイケデリッ
ク・ルネサンスを後押しする原動力になった。

アヤールは、不思議な言葉で、
何か大切なことをささやいています。
アヤールは、生命の仕組みや宇宙の神秘を知っています。
アヤールのささやき声はとても繊細なので、
都会の雑踏の中では聴きとれません。

小さな音に耳を澄ませる練習が必要です。

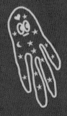

森のシャーマンや山のお坊さんたちは、
静かな場所で目を閉じて、
アヤールのささやき声に
耳を傾けてきました。
人間はアヤールを追いかけ続けて、
最後にアヤールの居場所を突き止めます。

アヤールは、幸せの青い鳥でした。

ずっとずっと、アヤールは
脳の中にいたのです。

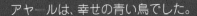

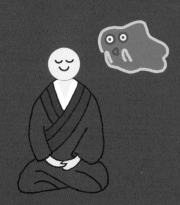

脳の中のアヤール
外因性DMTと内因性DMT

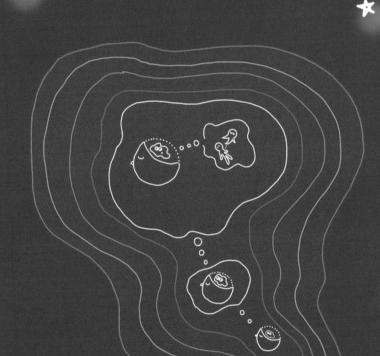

死に瀕して生還した人の多くが、「あの世」に行って帰ってきたという、臨死体験を報告している。臨死体験には二つの解釈がある。ひとつは、「あの世」が実在するという説であり、もうひとつは「あの世」は死に瀕した脳が見せる幻覚だという説である。どちらの説が正しいということは決められない。基本的な前提に矛盾があるからである。

　古代インド哲学や仏教思想においては、「あの世」も一種の幻覚であり、「この世」もまた一種の幻覚だと考える。目の前にある「この世」もまた幻覚であるのなら、その幻覚を見ている脳もまた、幻覚なのだろうか。幻覚を見ている脳が幻覚なら、その幻覚を見ている脳もまた幻覚である。問題は無限退行してしまう。つまり、世界の構造は無限に再帰的なのである。

　もし、臨死体験者が見る「あの世」が脳がつくりだす幻覚であるのなら、その幻覚を見せている物質は何か、という問いかけは科学の問題として論じることができる。臨死体験の体験内容のうち、精神と肉体が分離した感覚、トンネルをくぐる体験は、解離性のサイケデリックスであるケタミンを使用したときの作用によく似ている。また、超越的な光の体験、霊的な存在との遭遇、神秘的覚醒の体験は、セロトニンによく似たサイケデリックスであるDMTを使用したときの作用によく似ている。

　今のところ、脳内ではケタミンに似た物質は見つかっていない。いっぽう、2010年代になって、低酸素状態の脳でDMTが生合成され、神経保護作用を示すことが明らかになる。チャクルーナなどの植物の体内で生合成されるDMT（外因性DMT）とまったく同じ物質であるDMTが動物の脳内で合成され（内因性DMT）神経伝達物質として作用しているという点で、DMTは特異な物質である。

PART 7

我利我利くんの
気づき

依存されて依存して
孤独になって思い出す

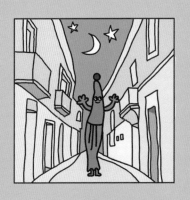
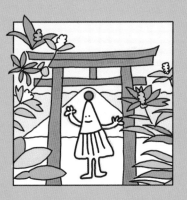

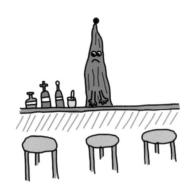

森にはサイケの精霊たちが住んでいます。
人間たちはその森へは
簡単に入ることはできません。
街ではエナジーマンと我利我利くんが
頑張っていました。
けれども最近、我利我利くんの
活躍の場が減ってきました。

我利我利くんが働いているバーに
来る人間たちが減ってきました。
だれも我利我利くんに
会いに来ない日も増えました。

ある日、ずっとお客さんが
来なかった夜がありました。
その夜、我利我利くんは
カウンターで考えました。

我利我利くんは、
すこし寂しくなりました。

人間たちは我利我利くんが
いないと困るはずでした。
でも、我利我利くんも人間たちがいないと
困ってしまうのです。

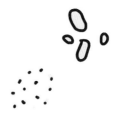

最近、ジオールという
精霊のウワサを聞きました。
カンナビノイドの精霊で、
森のふもとの草原から街におりてきて、
今では人気者になっているそうです。
きれいな声で歌い、疲れた人たちを、
やさしい気持ちにさせているのだそうです。
我利我利くんのところに来る人間が減ったのは、
ジオールのところに行く人間が
増えたからかもしれません。

ジオールはカンナビノイドの精霊で、
森のふもとから来たのだと聞きました。
森の入り口には鳥居があり、神社があり、
まわりの草原には麻が生えています。

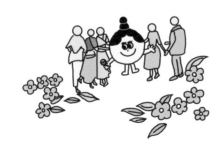

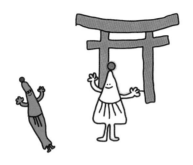

我利我利くんは、どんどん
自分の過去を思い出していきました。
じつは、我利我利くんも、
かつては神社に住んでいたのです。

神社に住んでいたころには、
色が白くて、ふっくらしていました。

街におりてきて、人間たちとおしゃべりをしたり、
歌ったりするのも楽しいことでした。
けれども、人間たちの愚痴や悪口を聞きすぎて、
我利我利くんも疲れてしまいました。

それでも我利我利くんは
人間たちの話を聞き続け、
ときどき暴れる人間たちにも
付き合ってきました。
そして、だんだんに痩せ細っていき、
全身が黒くなってしまったのです。

いつの間にか、人間たちからは我利我利くんと
呼ばれるようになっていました。

でも、かつて神社に住んでいたときには、
ミキさんと呼ばれていたのでした。
そんなことを思い出したのです。

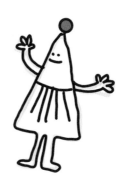

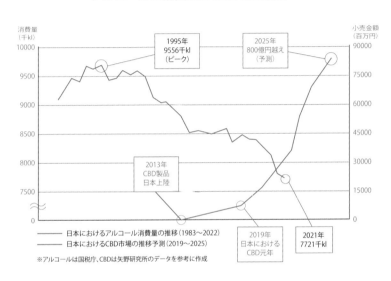

アルコールの消費量とCBD市場推移

もう人間たちに必要とされていないのかなぁ

消費量
(千kl)

小売金額
(百万円)

1995年
9556千kl
（ピーク）

2025年
800億円越え
（予測）

2013年
CBD製品
日本上陸

2019年
日本における
CBD元年

2021年
7721千kl

—— 日本におけるアルコール消費量の推移（1983〜2022）
—— 日本におけるCBD市場の推移予測（2019〜2025）

※アルコールは国税庁、CBDは矢野研究所のデータを参考に作成

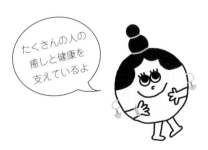

たくさんの人の癒しと健康を支えているよ

CBD製品が日本で流通し始めたのは2013年だが、流通量が著しく増加したのが2019年であることから令和元年が日本におけるCBD元年といわれる。以降、CBDの市場規模は拡大するいっぽう、アルコールの消費量は低下。とくに、若年層を中心にアルコール離れが進んでいる。酒やタバコが体に悪いというイメージが定着しているのに対し、CBDは健康志向のサプリメントとして広まってきた

PART 8

ゾルゲンキンドは
かく語りき

人間は超克(ユーベルヴィンテン)されるべき
何ものかである

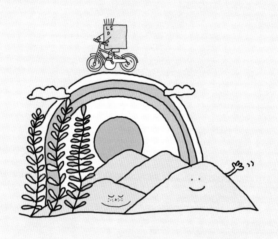

法律で規制されたとき、ゾルゲンキンドは、
自転車に乗って街から脱走し、森に逃げ込みました。
それから何十年も、森の中でたくさんの思索を楽しみました。
でも、ゾルゲンキンドは自分の持っている知識に
飽き飽きしてきたのです。
ゾルゲンキンドは、また街におりていくことにしました。
街に住んでいる人間たちと、
もっともっと議論がしたくなったのです。

こんなふうに考えて、ゾルゲンキンドは自転車に乗って、
森の中を下っていきました。

森の中を下っていっても、人間には出会いませんでした。
ふつうの人間は、森の中には入れないからです。

しばらくすると藪に覆われた森の小径を、
ぼろ布をまとった老人が、よろよろと登ってきました。
苦行者でした。

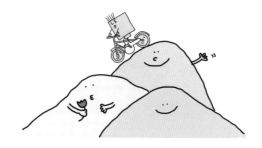

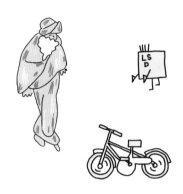

苦行者は、ゾルゲンキンドに語りかけました。

——山の頂への道を教えてください

苦行者とゾルゲンキンドは
何十年も前に会ったことがありました。

苦行者は、ゾルゲンキンドに聞いたことを覚えていました。

精霊たちの住む森を抜けた先には高い山があって、
その山の頂のさらに上には
星の世界が広がっているというのです。

星の世界に昇って、下の世界を見下ろすと、
山があって、森があって、草原があって、街があって
そういう世界の仕組みを全部いっぺんに
見わたすことができると聞いたのです。

苦行者は、その山の頂を目指して、
ずっと山を登ってきたのだそうです。
ゾルゲンキンドは、それなら自転車で
山頂まで連れて行ってあげよう、と提案しました。

苦行者はその提案を断りました。
自転車なんかに乗って楽をして
頂上まで行って得る悟りはニセモノで、
自分の足で頂上まで歩ききって得る
悟りこそがホンモノなのだ、と苦行者は言いました。

── それは怨恨（ルサンチマン）なんだね。
苦悩するほど価値（ヴェルト）があるというんだね。
価値転倒（ヴェルトゥムケール）なんだね。
だから宗教（レリギオン）は阿片（オピウム）になってしまうんだね。

人間的、あまりに人間的（メンシュリヒェス・アルツゥ・メンシュリヒェス）なんだね。
でも、歩くのか自転車か、選びとる（ショワズィール）のは
実存の責任（エグジステンセ レスポンサビリテ）による投企（アンガージュマン）なんだね。

こんなふうにゾルゲンキンドは語りました。

苦行者は、苦しみは目的ではなく、手段だということは、
何十年も前にゾルゲンキンドから聞いて、もう理解していました。

苦しめば苦しむほど、崇高なことをしているわけではないことは、
何十年も前にゾルゲンキンドから聞いて、もう理解していました。

けれどもこの頑固な苦行者は、自分の足で山頂まで登ると決めて、
もう何年も山を登り続けてきたのです。

暑い夏の日にも、自分の足で歩きました。
寒い冬の日にも、自分の足で歩きました。
よく晴れた日にも、自分の足で歩きました。
暗い雨が降る日にも、自分の足で歩きました。

何年かかっても、自分の足で歩いて
山頂まで登るのだと、自分で決めたからです。

苦行者は昔の出会いを思い出し、
ゾルゲンキンドに向かってすこし微笑んで、
別れの挨拶をしました。
また森の中の小径を、よろよろと登っていきました。

それからゾルゲンキンドはまた
自転車に乗って、
森の中を下っていきました。

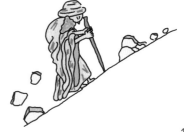

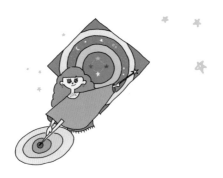

小径の脇に、マントを着た女の人が座っていました。占術師でした。
占術師は、ゾルゲンキンドに語りかけました。

——あなたが今日、ここにおりてくることは知っていました。

占術師は、三日前の夜に、東の星座に緑の光が輝き、
南の星座に青い光が輝き、西の星座に黄色い光が輝き、
北の星座に赤い光が輝くのを見たのだそうです。

今までに見たこともない神々しい光の出現に、
占術師は言いようのない畏怖の念を抱きました。
今、ここに、慈愛と調和が満ちていることを知りました。
つねに、すでに、恩寵と歓喜が満ちていたことを知りました。

森の中では、ときどき、こんな不思議なことが起こります。
精霊たちの魔法かもしれません。

四つの光を直線で結ぶと、完全な正方形の曼荼羅ができました。
その正方形の外側に、完全な円形の結界が
張られているのがわかりました。
その神秘的な幾何学の意味が明らかになったとき、
占術師は、ついに神々の世界の真理を知ったと確信しました。

神聖な正方形を、神聖な正六面体を具現化する四角い存在が、
もうすぐ下降してくることがわかったのだそうです。

占術師は、走ってくるゾルゲンキンドを見たとき、
予見したとおりの四角い存在が
到来したことを確信したのだそうです。

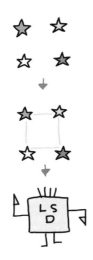

——光に遭ったら光を殺せ、
神に遭ったら神を殺せ、と昔の経典にも書いてあるんだね。
神は死んだと昔の経典に書いてあることを知らないんだね。

人間の集合的無意識が星の並びに
動物や人間の姿を投影しているだけなんだね。
記号＝宮は付置＝星座なんだね。
記号表現と記号内容の混同なんだね。

人間は決して物自体を経験することはできないんだね。
でも、人間は虚無に耐えられないんだね。
だから自由から逃走して、意志と表象としての
世界を、自分でつくってしまうんだね。

そして自分がつくった意味という監獄に、
自分を閉じ込めてしまうんだね。

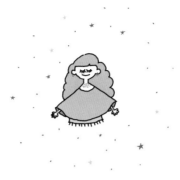

でも星座という認識の枠組みを脱構築することで、
意味という判断を停止することで、
畏怖という純粋経験そのものへと回帰できるんだね。
赤そのもの、緑そのもの、青そのもの、黄そのものという質感へ、
つまり事象そのものへ、立ち返ることができるんだね。

こんなふうにゾルゲンキンドは語りました。

占術師は、三日前の光を思い出し、その畏怖の念を思い出しました。
自分の考えで線を引いたり、円を描いたりしているうちに、
自分の考えが真理だと勘違いしていたことに気づきました。
自分で自分の考えにとらわれていたことに気づきました。
その光そのものを忘れていたことに気づきました。

占術師は、もう一度光を思い出し、畏怖の念を思い出しました。

それからゾルゲンキンドはまた自転車に乗って、
森の中を下っていきました。

一人の男の人が自転車の前に駆け出してきて、
ゾルゲンキンドを呼び止めました。予言者でした。

予言者は、ゾルゲンキンドに語りかけました。

——世界の終わりが近づいています

予言者は、街には行かない方がいいと忠告しました。
もうすぐ大地震が起こり、津波で街は壊滅するのだそうです。
それは人工地震で、世界の支配をたくらむ闇の勢力が、
大きな爆弾を地下に埋めたのだそうです。

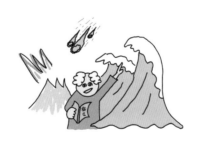

——自我肥大は誇大妄想なんだね。

終末論は世界没落体験なんだね。

選民思想は被害妄想なんだね。

陰謀論は偏執病なんだね。

深淵を覗き込みすぎると、深淵に覗き込まれてしまうんだね。

こんなふうにゾルゲンキンドは語りました。

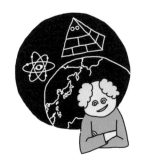

予言者も、かつて街から森に逃げてきたのでした。
予言者は、気が狂っていると思われて
相手にされないのには、もう慣れていました。
無視されたり妨害されたりするのも、
全て闇の勢力の陰謀だと信じていました。
街に住む人間たちは、全て
陰謀に操られているのだと信じていました。
だから、人工地震の秘密を知ったとき、
街を逃れて森に逃げてきたのでした。

世界の終わりが近づいているということは、
森の精霊に聞いたのではなく、街に住んでいるときに
隠された秘密の暗号に気づいて、知ってしまったのだそうです。
森に迷い込んで、森の精霊の魔法で怖いものを
見てしまったわけではないようです。

森に迷い込んで精霊の魔法で目を回してしまう人がいるので、
人間の立ち入りが規制されているのですが、
なぜか街で目を回してしまい、
森に迷い込んでくる人間もいるようです。

予言者はゾルゲンキンドに忠告しました。
選ばれたものだけが知っている秘密を聞いてしまった以上、
街におりればすぐに闇の勢力の陰謀の罠にはめられて、
そして、消されてしまうだろう、と言いました。

それからゾルゲンキンドはまた自転車に乗って、
森の中を下っていきました。

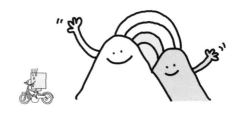

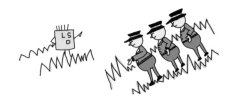

ゾルゲンキンドが山のふもとに
おりてきたというウワサが、街に広がりました。

警察官たちはコッソリ山のふもとに行き、
草むらの中に隠れて待ち伏せをしました。

そして、森の中から自転車に乗って
草むらに出てきたゾルゲンキンドを見つけました。
警察官たちは、すぐに出ていって、
ゾルゲンキンドを呼び止めました。職務質問です。

警察官は、ゾルゲンキンドに語りかけました。

——あなたは、ほんとうは薬物なんですよね？

——薬物<ruby>薬物<rt>ドラッグ</rt></ruby>とは何だろうね？
<ruby>薬物<rt>サブスタンス</rt></ruby>、精神活性物質には三つの種類があるんだね。

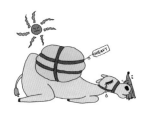

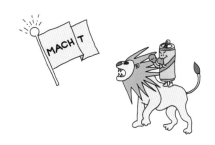

一つ目の薬物は、
駱駝のための薬物、抑制剤なんだね。
抑制剤は労働に役に立つんだね。
重荷を背負って歩くときに役に立つんだね。
荷物が重ければ重いほど、こんなに重い荷物を背負っているなんて、
自分はなんて偉いんだろう、という物語に酔えるんだね。

──二つ目の薬物は、獅子のための薬物、興奮剤なんだね。
興奮剤は闘争の役に立つんだね。敵と戦うときに役に立つんだね。
敵が強ければ強いほど、こんなに強い敵と戦っているなんて
自分はなんて強いんだろう、という物語に酔えるんだね。

――三つ目の薬物（サブスタンス）は、子供（キンド）のための薬物（サブスタンス）、幻覚剤（ハルシノゲン）、
つまり精神展開薬（サイケデリックス）なんだね。
子供（キンド）は労働（ポノス）もしないし、闘争（ヴィル・ブウ・マハト）もしないんだね。
子供（キンド）は無垢（ウンシュルト）なんだね。
精神展開薬（サイケデリックス）は遊び（ルーデンス）の役に立つんだね。
遊び（ルーデンス）が楽しければ楽しいほど、
こんなに楽しい遊び（ルーデンス）をしているなんて、
自分はなんて楽しいんだろう、と夢中になっているとき、
そこには、もう物語（ミュトロジーク）なんかないんだね。
聖なる肯定（ハイリゲス・ヤー・ザーゲン）があるだけなんだね。

こんなふうにゾルゲンキンドは語りました。

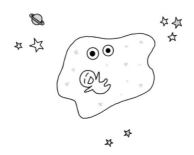

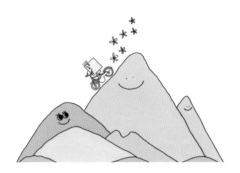

警察官は、ゾルゲンキンドの話が難しすぎて、
何を言っているのか、サッパリわかりませんでした。

それからゾルゲンキンドはまた自転車に乗って、
街のほうへ走り去っていきました。

PART 9

サイケの森の精霊図鑑

ひっそりと、ラジカルに
大切な何かを伝え続ける

シビれて笑い死にはウソ
抗うつ薬の最有力候補

テオナナカトル

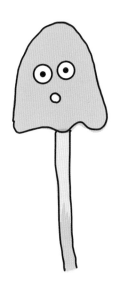

シビレタケ属の菌類は、日本を含め世界中に自生している。アステカなど、メソアメリカの先住民族によって呪術的な治療儀礼に使用されてきた。一般にはマジック・マッシュルームとも呼ばれるが、代表的な有効成分はシロシビンであり、典型的なサイケデリックスとしての作用を示す。

本　名	シビレタケ
出生地	メキシコ近辺
作　用	時空を超越する 形容不能性

森で人間を自立させ
生まれ変わらせる

ブゥティ

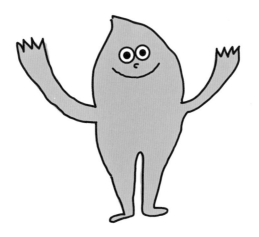

キョウチクトウ科のイボガはイ
ボガインというサイケデリック
スを含み、西アフリカで伝統的に
使われてきた。ブゥティの成人儀
礼では、加入者はイボガを飲み、
象徴的な「死と再生」を体験する。
近年では、オピオイドなどの薬物
依存の治療にも使われるように
なっている。

本　名	イボガ
出生地	西アフリカ
作　用	古い自己からの脱却 薬物依存も消してしまう

再評価されつつある愛の物質
カウンセリングもお手伝い

ラブちゃん

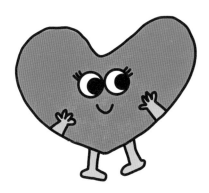

人工的に合成されたサイケデリックスの一種だが、意識は変容させず共感作用を示す。その独特の向精神作用は1970年代に発見され、「ラブ・ドラッグ」や「エクスタシー」という名前で流行した後に規制された。近年では心理療法の補助としてPTSDなどの治療に活用されつつある。

本　名	MDMA (3,4-メチレンジオキシメタンフェタミン)
出生地	ドイツの製薬会社
作　用	いっしょにいるだけでハートが熱くなり、人間を仲良くさせる

メキシコの砂漠で
鹿の足跡から生えてきた

ヒクリ

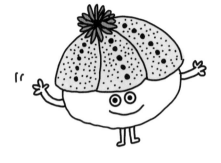

本　　名	ペヨーテ
出生地	メキシコ近辺
作　　用	神秘的な色彩に包まれ 知覚の扉が開く

サボテン科の植物。ペヨーテはメキシコからアメリカ合衆国にかけての
先住民社会で、サン・ペドロは南米のアンデスの先住民社会で儀礼的に
使用されてきた。いずれのサボテンもメスカリン（サイケデリックス）と
MMDPEA（MDMAに作用が似たエンタクトゲン）などの物質を含んでいる。
サン・ペドロはアンデスを征服したスペイン人が聖書にちなんで名づけた
もので、天国に入るための門の鍵を持つ聖ペテロに由来する。

神が人間に授けた
魔法の植物

アチュマ

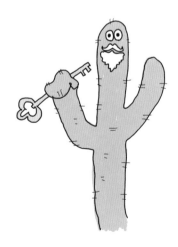

本　　名	サン・ペドロ
出生地	ペルー近辺
作　　用	心の鍵を開け 苦楽を分かち合う

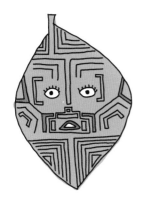

脳内に放たれる無限の光
時空を超え、世界が輝く

ルス

本　　名	チャクルーナ
出生地	アマゾン川上流
作　　用	DMTの力で脳を覚醒 宇宙意識へ突き抜ける

チャクルーナはDMTを含有し、アヤワスカはDMTの分解を阻害する
MAOI（モノアミンオキシダーゼ阻害薬）を含有する。この二種類を組みわ
せて煮込んだ薬草茶も「アヤワスカ」と呼び、アマゾン川上流域の先住民族
によって精霊と交感するために使われてきた。ブラジルでは、チャクルー
ナの作用をルス（光）、アヤワスカの作用をフォルサ（力）という。光を放つ
DMTは電灯で、それに電力を供給するのがMAOIである。

DMTを盛り上げる
縁の下の力もち

フォルサ

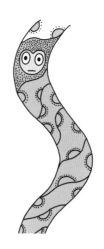

本　　名	アヤワスカ
出生地	アマゾン川上流
作　　用	DMTの分解を阻害 脳内の光に電力を供給

太陽の娘が天から
授かった聖なる植物

ヨポ

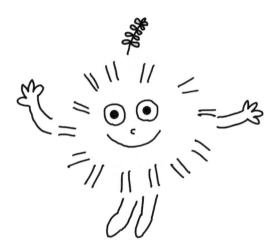

南アメリカ北部の先住民族はマ
メ科のアナデナンテラ属、アカシ
ア属、ミモザ属などの植物を粉末
にしたものを筒に入れて吸引す
る。配合される植物の種類や地域
の言葉によって、ヨポ、コホバな
どと呼ばれる。これらの植物には
DMT、5-MeO-DMT やブフォテ
ニンが含まれる。

本 名	ネムノキ亜科
出生地	南米北部
作 用	世界の深淵へと魂が旅をする

穏やかな語らい
静かなひととき

シャカオ

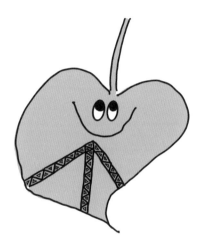

南太平洋の島々に自生するコショウ属の植物で、現地では客人をもてなす茶道のような儀礼で使用される。カンナビノイドとベンゾジアゼピン（睡眠薬）の両方に似た作用を持ち、他者とのつながりを楽しみながら心地よくリラックスする。その作用から華和とも表記される。

本　名	カヴァ（華和）
出生地	南太平洋
作　用	心は、はんなり華やぎ、体は、ほっこり和らぐ

サンタが空飛ぶ
物語を生み出した（？）

ヴァパク

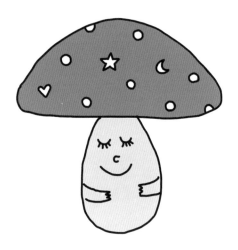

シベリアでは、古くよりシャーマンによって使われてきたキノコ。秋になると日本の山にも生える。いかにも毒々しい外見をしているが、食べたら死んでしまうような成分は含まれていない。有効成分であるイボテン酸やムッシモールには、弱いサイケデリック作用がある。

本　名	ベニテングダケ
出生地	シベリア
作　用	ふんわり、ゆらゆら、浮遊感。命に関わる毒はなし！

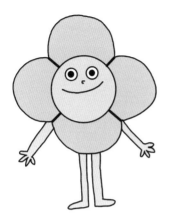

心臓の形の葉を持つ
霊魂の交信に使われる

オロリウキ

本　名	ヒルガオ
出生地	メキシコ
作　用	病気の原因や失くした ものを教えてくれる

いずれもメキシコ南部、マサテコなどの先住民族が呪術や病気治しのために使用してきた。ヒルガオと共生する菌類にはLSA（リゼルグ酸アミド）が含まれている。LSAは麦に生えるカビ、バッカクキンに含まれるリゼルグ酸と、そこから合成されたLSDと分子構造と向精神作用が似ている。サルビアにはサルビノリンＡという物質が含まれているが、しばしば恐ろしい体験を引き起こすため、敵を攻撃するための邪術にも用いられる。

純粋無垢な小さな王子
静寂な夜に神とつながる

ピピルツィンツィン

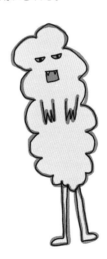

本　名	サルビア
出生地	メキシコ
作　用	暗黒の中に 魂を連れてゆく

シヴァ神が愛した
北極星の花

ダットゥーラ

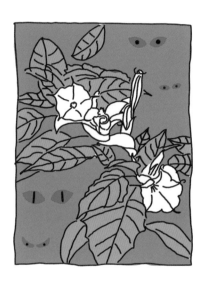

チョウセンアサガオはインドや
中南米の先住民社会で使われて
きた。せん妄状態になり、何日も
現実と幻覚の区別がつかなくな
る。呪術師が敵を攻撃するときに
使うこともある。同じような植物
に、ベラドンナ、ヒヨス、マンドレ
イク、キダチチョウセンアサガオ
などがある。

本　名	チョウセンアサガオたち
出生地	世界各地
作　用	目を閉じていても夢の中 目を開いていても夢の中

麻酔薬から抗うつ薬へ
サイケデリック・ルネサンスの先駆け

アールとエス

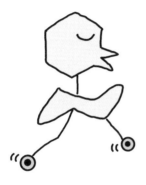
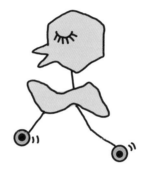

ケタミンは解離性麻酔薬だが、サイケデリックスとしての作用も示す。法的な規制が弱いため、抗うつ薬としての実用化がもっとも早く進められている。R体とS体の二種類の鏡像異性体がある。DMTと並んで、臨死体験と類似した作用を示す物質としても研究されている。

本　名	(*R/S*)-ケタミン
出生地	アメリカの研究所
作　用	魂が体を抜けて 地球にこんにちは

サイケデリックス読本

これから学びたい人も、さらに学びたい人も。
サイケデリックスの世界を正しく理解するための9冊を厳選！

『図説快楽植物大全』（東洋書林）

リチャード・エヴァンズ・シュルテス、アルベルト・ホフマン、
クリスティアン・レッチュ 著／鈴木立子 訳

サイケデリックス・カンナビノイドを含む薬草だけに特化したカラー植物図鑑の
決定版。原書のタイトルは『Plants of the Gods（神々の植物）』。「快楽」は
誤訳だが、「かいらく」ではなく「けらく」と読めば、これは仏教用語で、あらゆる
欲望を離れた自由の境地を意味する。

『サイケデリック・ドラッグ 向精神物質の科学と文化』（工作舎）

レスター・グリンスプーン、ジェームズ・B・バカラー 著／杵渕幸子、妙木浩之 訳

1979年初版に書かれた本書は、それまでのサイケデリックス研究の集大成で
ある。人類学、心理学、医学、そして哲学、芸術、宗教までを一冊に凝縮した事典
のような労作。今読んでも古さを感じさせない、というよりも、昔のほうが研究
が進んでいたことを伝える貴重な著作でもある。

『幻覚剤は役に立つのか』（亜紀書房）

マイケル・ポーラン 著／宮﨑真紀 訳

2010年代から欧米を中心に始まった「サイケデリック・ルネサンス」の現場を著
者自らが取材していくノンフィクション。とくにうつ病や依存症の治療に焦点が
当てられている。欧米でも日本でも、この本をきっかけにサイケデリックスに関
心を持ち始めた人は多い。Netflixでも本書を映像化したドキュメンタリー番組
『心と意識と：幻覚剤は役に立つのか』が公開されている。

＼ オルダス・ハクスレー サイケデリックス三部作 ／

『すばらしい新世界』新訳版（早川書房）大森 望 訳

『知覚の扉』新訳版（平凡社）河村錠一郎 訳

『島』（人文書院）片桐ユズル 訳

『すばらしい新世界』は、ハクスレーがサイケデリック体験前に書いたディストピア小説であり、『知覚の扉』はサイケデリック体験中を描写したエッセイであり、『島』はサイケデリック体験後に書いたユートピア小説である。『すばらしい新世界』では「ソーマ」という薬物が人間の管理に使用されており、『島』では「モクシャ」という薬物が人間の自由のために使用されていて、対比させると、社会の中でサイケデリックスが果たす役割について考えさせられる。

『大麻大全 由来からその功罪まで』（武蔵野大学出版会）

阿部和穂 著

「大全」というぐらいだから、植物学から医学、法学にいたる幅広い領域を網羅している。大麻の効能を書いた本は増えてきたが、そんな中で、典型的な大麻賛成派の意見と典型的な大麻反対派の意見を併記し、その両方に著者が反論していくという、類書に例を見ないユニークな構成になっている。ただし、両方に反論している著者自身の考えがよく分からなくなるところがある。

『彼岸の時間〈意識〉の人類学』（春秋社）

『精神の星座』（サンガ新社）蛭川 立 著

世界各地の儀礼と変性意識文化を人類学的に比較考察した『彼岸の時間』の中には、アマゾンのアヤワスカ、メキシコのシロシビンキノコ、インドの大麻などの調査体験記も書かれている。また『精神の星座』は、天文少年だった著者が、やがて人類学者になり、諸国を旅しているうちに仏教の宇宙に惹かれ、タイで出家するも、すぐにヘタレて還俗…という、対話形式の迷走録である。

蛭川 立 Tatsu Hirukawa

明治大学情報コミュニケーション学部准教授

京都大学農学部農林生物学科卒業、京都大学大学院理学研究科動物学専攻修士課程修了、東京大学大学院理学研究科人類学専攻博士課程修了。ベゼッハ・ヂ・メネゼス大学ブラジル心理生物物理学研究所、花園大学国際禅学研究所、ロンドン大学ゴールドスミス・カレッジ心理学科、クイーンズランド大学人文学部科学哲学科、国立精神・神経医療研究センター精神保健研究所薬物依存研究部で客員研究員を歴任。ウスコ・アヤール・アマゾン絵画学校でパブロ・アマリンゴに師事。京都DMT茶裁判、大藪大麻裁判で弁護側専門家証人をつとめる。

著書に『彼岸の時間＜意識＞の人類学』(春秋社)、『精神の星座』(サンガ新社)他。

ブログ：https://hirukawa.hateblo.jp/

特設サイト

本書をより深く理解したいかた、またサイケデリックスの世界をもっと知りたいかたは、ぜひ特設サイトもご覧ください。

ゾルゲンキンドはかく語りき

2024年6月19日　第一版　第一刷

著　　　者	蛭川 立	
発　行　人	西 宏祐	
発　行　所	株式会社ビオ・マガジン	
	〒141-0031　東京都品川区西五反田8-11-21	
	五反田TRビル1F	
	TEL:03-5436-9204　FAX:03-5436-9209	
	https://www.biomagazine.jp/	

編集・イラスト	染矢 真帆	
校　　　正	株式会社ぷれす	
デザイン・DTP	前原 美奈子	
印 刷・製 本	株式会社シナノパブリッシングプレス